発達障害治療革命！

脳神経内科医からの提言

脳神経内科専門医
田中伸明

花風社

花風社の遍歴　本書出版に至るまで

二〇〇四年『自閉っ子、こういう風にできてます！』（ニキ・リンコ＋藤家寛子＝著）

発達障害の人たちが特異な身体感覚と世界観を語ってくれた。

←

二〇一〇年『発達障害は治りますか？』（神田橋條治 他＝著）

発達障害の人たちが資質を開花させ生きていく可能性、そのために何ができるかを示唆した。

←

二〇一四年『自閉っ子の心身をラクにしよう！――睡眠・排泄・姿勢・情緒の安定を目指して今日からできること』

二〇一五年『芋づる式に治そう！――発達凸凹の人たちに今日からできること』（共に栗本啓司＝著）

発達障害の人には内臓や関節にも発達の遅れがあることを指摘し、その整え方を具体的に提言した。

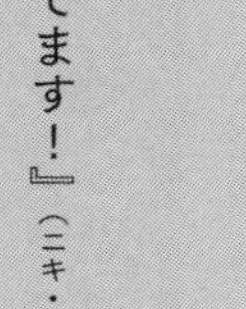

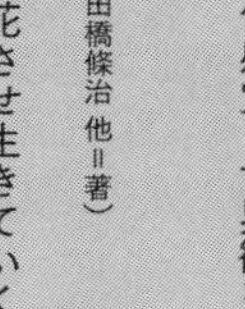

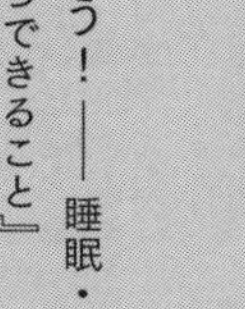

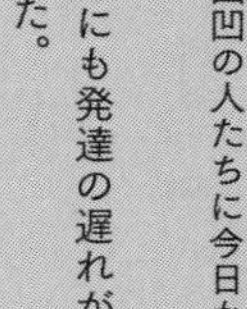

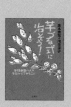

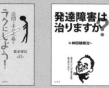

二〇一六年

『人間脳を育てる——動きの発達&原始反射の成長』（灰谷孝＝著）

原始反射のやり残しを統合することで神経発達を促す方法を提言した本。

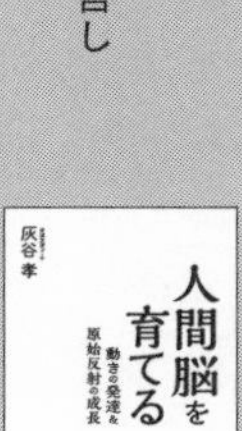

二〇二三年三月

『療育整体——勝手に発達する身体を育てよう』（松島眞一＝著）

家庭でもできる非常にシンプルな手法で、勝手に発達する身体へと育てる方法を伝える本。

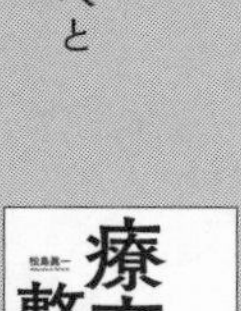

そして、二〇二三年十二月

本書『発達障害治療革命！——脳神経内科医からの提言』（田中伸明＝著）出版！

発達障害＝神経発達症。脳神経内科医が「こころの解剖学」を使って発達障害を解明し、新たな診断・治療システムの構築を宣言する。

発達障害治療革命！　もくじ

第二章 脳の進化を手がかりに、神経発達症治療法を開発する！……47

第五章 発達障害の原因を突き止め、治療する！……157

第六章 治らないという考え方はついに治るのか？……183

脳の3つのネットワーク

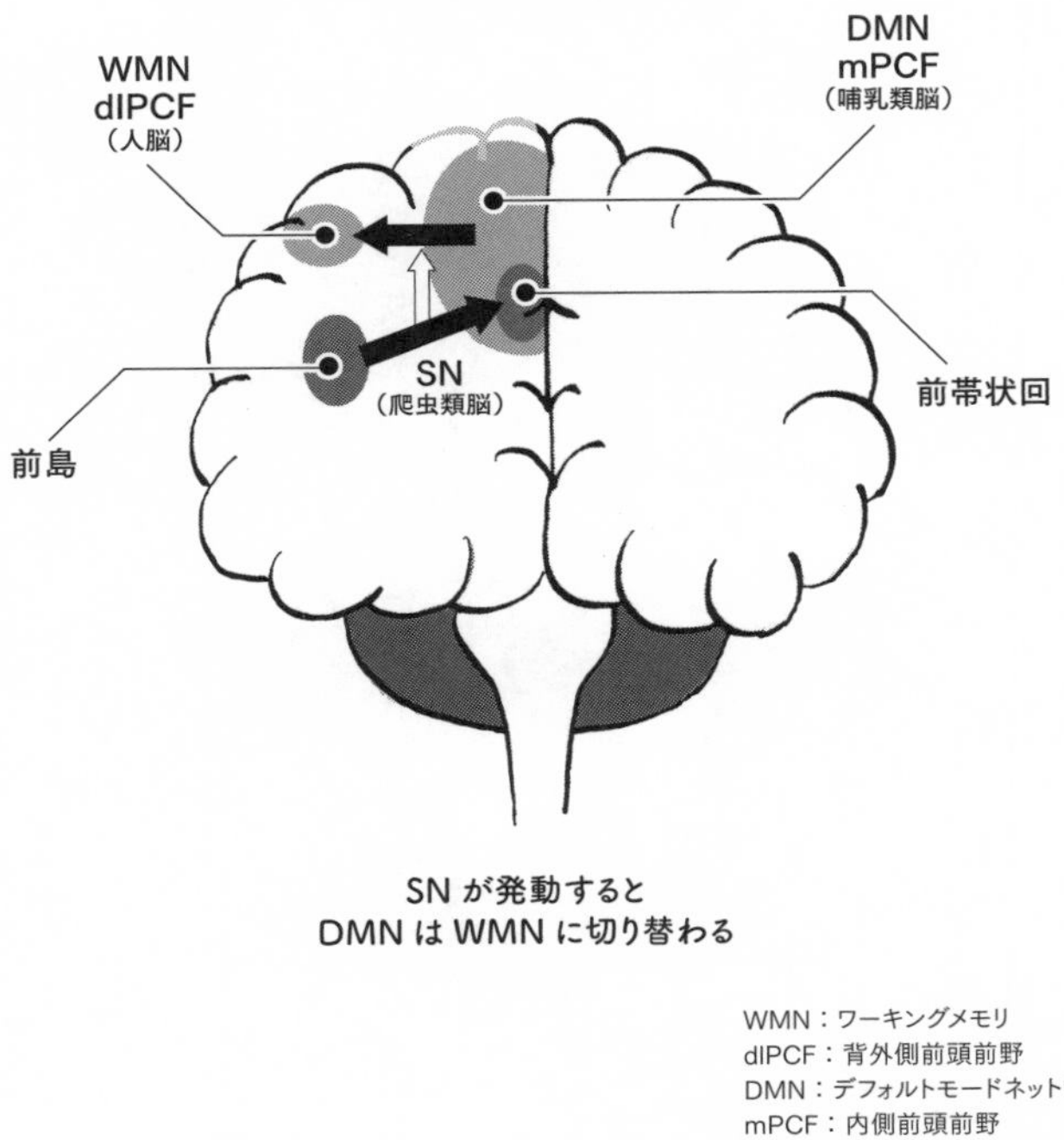

SN が発動すると
DMN は WMN に切り替わる

WMN：ワーキングメモリ
dlPCF：背外側前頭前野
DMN：デフォルトモードネットワーク
mPCF：内側前頭前野
SN：顕著性ネットワーク

第一章

脳神経内科医が、発達障害の治療に参入！

脳神経内科と精神科の違い

花風社　浅見淳子（以降浅見）　田中先生、このたびはありがとうございます。花風社は「発達障害、治るといいな」という赤心からどんどん知見を伝えてきた出版社です。多くの方に「治った！　治った」と喜んでいただいています。そしてお医者様の本を出すのは本当に久しぶりです。神田橋條治先生には、二〇一〇年の出版以来すっかりお世話になっていますが。

医療業界で発達障害を担当しているのは普通、精神科医というイメージですが、今回田中先生は「脳神経内科医」というお立場から発達障害（神経発達症）の実像とその治療法を提示してくださるということで楽しみにしております。

ベスリ　田中伸明医師（以降田中）　浅見さん、今回はよろしくお願いしますね。

僕は東京の神田と恵比寿、そして横浜の桜木町にビジネスパーソンのメンタルヘルスに特化したクリニックを開いています。浅見さんがおっしゃるとおり、発達障害は精神科医の担当領域だと認識してきたのですが、患者様の中にどうも「ああ、これが発達障害か」という人たちが出てきた。そしてその人たちの社会適応へのお手伝いをしているうちに「発達障害を治すというか、この人たちの苦しみを解消する方法はあるのではないか」と思えてきたので、発達障害について調べました。

その中で花風社の本に出会い、提言に賛同しました。神経発達症ですから身体から治すのが正しいいし、うちのクリニックでも徹底的に体調を整えるところから治療を始めて効果を上げています。

この本を通じて、発達障害をお持ちの方、発達障害のお子さんをお持ちの方には治療法を知ってほしいし、医療関係者には治療法の開発のヒントを得てほしい。そして同時に花風社がやってきたことの根拠を医療の立場から裏付けられるのではないかと思います。浅見さんは精神科医たちのことを「凡医」とかこき下ろしているけど（笑）。

浅見　えへへ。

田中　でも精神科医というのは、悪い人たちではないんですよ。実際会うと人のいい人たちです。ただ、医療界全体の中で精神科医療が果たす役割がちょっと特殊で、それで浅見さんなどはもどかしさを感じるのではないかな。

浅見　そうなのですか？　精神科は何が仕事なのですか？

田中　統合失調症をみればわかるように、診断して、投薬して、そして福祉につなげるのが精神科の機能ですね。統合失調症は原因、病態不明で、根本治療がまだない「治らない」

病気で、薬で症状を抑えることが治療です。統合失調症に対して実践してきたそのモデルを発達障害にも適用したのでしょう。

☆精神医療は、統合失調症への治療モデルを発達障害にも適用したと思われる。

浅見　なるほど、そうだったのですね。

ただ、発達障害者支援法ができる前の調査では、六パーセント以上の子どもたちが発達障害ではないか、という結果が出ていました。かなりの人数になります。そしてこの人たちを全部将来福祉で抱え込むと国が潰れます。

支援法ができたあとは、過剰診断ではないかというケースも相次いだし、自然な成長や身体アプローチ等の介入で診断基準を外れていく人、特別支援の要らなくなる人もたくさん出てきました。

一方で精神医療は「生まれつきの脳機能障害で一生治らない」という見解の切り替えをしません。そこに絶望を感じる人もいます。そういう状況の中ではありますが、治る人はいるし、治りたくて治る人は治ればいいと思って色々な方々の知見を伝えてきました。

田中　元々医療には、内科や外科などの身体科と精神科があって、身体科で解決しないものを精神科に押し付けてきたような構図があります。そして精神科は投薬で患者をコントロールしながら福祉につなげて患者の治療を継続することで社会システムを支えてきたという自負もあるはずです。

浅見　そうだったんですね。

☆医療には身体科と精神科がある。
☆身体科で解決できないことを精神科に押し付けてきたような構図がある。

田中　外科、内科の医者にとっては

健康だった人が病気になる↓病気が治れば健康体に↓通院は不要になる（卒業）

のが当たり前なんです。

医療者として守るべき医療契約は「患者様を治すこと」です。最終的に目指すのは「通院しなくてもいい状態」です。

一方通院治療の継続、または入院治療を前提に考える精神科は、「治す＝症状が安定する」を治療が成功した状態と考えているわけです。一たび医療機関を受診すると、治療は薬物療法になる。そして再発しないために永久に薬の服用（通院）を勧める。それは、患者様が心配だからなんですね。

浅見 そうだったんですね。身体科と精神科にはそういう違いがあり、発達障害は「生涯通院し続ける精神科」の方に組み込まれてしまった。治っていく人、医療が不要な状態になる人はたくさんいるのに。それが私の違和感のもとだったのだと思います。

田中 自力で精神科を卒業した人は、二度と医療機関を受診しない。仮に卒業した人でも、運悪く症状が出て医療機関すると、その人は薬を服用していない。

薬を服用していないから、再発したと考える。医師は心配なんです、薬を服用しない人が。

一方薬を服用しながら症状が悪化した患者様を診ると、「薬の効果よりも症状が強くなったんだ」と判断する。だから薬を増量するか、追加する。薬を変える自信はない。もしこの薬が部分的にでも効いていて、止めると悪化するかもしれない……と思うと止めることはできない。それでずるずる一回出した薬を止めずに、多剤処方となっていく。少しでも患者様の症状を悪化させないためにやった結果が、多剤併用となっていくのです。

☆身体科の目標は治療がいらない状態に戻すこと。
☆精神科の目標は通院しながら安定している状態まで持って行くこと。
☆薬を減らすのが怖いので、多剤併用になっていく。

脳神経内科医とは何をする人たちなのか？

浅見　なるほど。そういう仕組みで精神科医療は多剤併用になっていくのですね。
ところで、元々身体科である内科と外科と、精神科だった医療が今は細かく分かれていて、素人には誰が何を治すのかわからなくなっています。先生のご専門である脳神経についても、脳神経内科と脳神経外科があるようですが、脳神経内科医という先生の分野のお医者さんたちは何をなさっているのでしょうか？

田中　脳神経内科は、元々は神経内科と呼ばれていました。脳神経外科が手術療法を担当し、脳神経内科は非手術療法（薬物療法やリハビリテーションなど）で、脳血管障害やパーキンソン病、認知症などを診ます。脳血管障害に関しては脳外科とも協働しますし、認知症は我々が診ることもあるし精神科が診ることもあります。

そうやって他科と協働していますが、最も重要な役割は、原因不明、治療法がない病気の究明です。その病態解明と治療法を開発する難病対応が脳神経内科医の大切な仕事なのです。

☆脳神経内科医の一番重要な仕事は、難病対応。

田中　症状は精神症状を含めて、必ず身体、脳を経て起こるものです。だから症状を起こす病態を解明し、それを引き起こす原因を追究していきます。

症状への治療は、対症療法に過ぎず、それだけやっていてもいつまで経っても治らない。

けれども、原因をなくせば根本治療になる。病態をとめれば症状は起こらない。その方法を探すための基礎的訓練を受けている医師が脳神経内科医なんです。

たとえばスモン病や水俣病、ＡＬＳ（筋萎縮性側索硬化症）など神経難病などの原因・病態解明と治療法の開発が脳神経内科医の大きな仕事です。

浅見　発達障害も現代病と言えますから、新たな治療開発が待たれる分野とも言えますね。難しそうなお仕事です。

☆対症療法にとどまらず、原因を追究してその治療を探求するのが脳神経内科医の仕事。

田中　脳神経内科は徹底的に脳神経解剖、身体解剖、生理学、薬理学を駆使する診療科です。精神科は薬物療法を駆使して治療にあたりますが、もともと身体科でないので、脳の局所解剖や身体にはほとんど注目しません。それに対して我々は徹底的に解剖学的、生理学的に症状、病態を見てしまう。そして医療の中で「治療法はない、しかも原因不明だ」という事象を放置できない性分なんですね（笑）。

そういう見方で発達障害の患者さんをみると、たしかに難しいんだけど、「医療から卒業してもらうことはできるだろう」と思うようになってきたのです。苦しみを消すことはできるだろう、と。診断と投薬だけではなく、解剖学的に状態像をつかんで治療していくと効果が上がる。僕は、現代の難病であるうつ病に対して「こころの解剖学」を使って治療実績を上げています。ですので、それを発達障害に適用することを伝えておきたいのです。

☆「こころの解剖学」を使ったうつ病での治療実績を踏まえ、発達障害を解剖学的にとらえ、医療から卒業できるまでに持って行く治療法を提示したい。それが脳神経内科医がこの本を書く理由。

仲間としてのビジネスパーソンを助けたいという思い

浅見　そもそも、なぜ脳神経内科医の先生がビジネスパーソン向けのクリニックを開業されたのですか？

田中　それには僕自身のキャリアが関わってきます。

僕は鹿児島大学医学部卒業です。在学中はコンピュータクラブに所属し、東洋医学も学びました。難病治療の神経内科医になるつもりだったので、学生時代は北京中医学院に留学、研修医になって富山大学和漢診療学講座に国内留学もしました。

鹿児島には離島が多く、大学病院よりはへき地の総合診療にも強い興味がありました。

そういえば、初めて連絡した時に、浅見さんがよく奄美大島に行かれると伺いました。僕は奄美大島の笠利診療所に三か月間赴任して、離島の虜になったことあります（笑）。

浅見　奄美大島！　美しい場所ですよね。

田中　本当に素晴らしいところですよね。一生島で医師をやって過ごしてもいいと思って海岸べたに土地を購入したくらいです。でも研修医の期間が終わると長野県の諏訪中央病院に行き、鎌田實先生のもとで地域医療に励むことになりました。

その間に阪神淡路大震災が起き、救援部隊に志願して、交通が遮断された中物資を担いで現地入りし、治療にあたる経験もしました。この経験から、治療の現場からマネジメントの世界へと興味を持ち、厚生省医療病院管理研究所で学びました。

浅見　もしかして、お医者さまとしてはエリートコースというものを歩んでこられたのでしょうか。

田中　ところが厚生省の後、医学だけでは患者様は救えない、ビジネスの力を使って医療を変えようと外資系のコンサルティング会社に飛び込みました。そしてそこで大きな挫折を味わうことになるのです(笑)。

医者は訊かれたことに決まった正解を言えばいいんです。けれども、ビジネスの世界には正解はない。これまでスーパードクター(?)扱いされていたのに、いきなりダメビジネスマンになってしまった。それで抑うつ状態です。このうつ状態が抗うつ薬で治るはずがないという実感が、薬に頼らない治療の原点です。

浅見　なるほど。

田中　心身疲労のため家族関係も不安定になり、会津磐梯山のふもとに移住して健康回復を目指しました。その後会津大学理工部客員教授、日本大学工学部客員教授、京都産業大学経営学特任教授を歴任しました。

浅見　お医者様には珍しい多彩なキャリアですね。

田中　その経験の中で、現代のビジネスパーソンに高いレベルのストレスがかかっているのを知ったのです。自分もその一人でしたので、職場で苦しんでいる仲間を医師として助けたい、治したい、と思ってクリニックを開きました。治すために、色々な手法を内外で勉強しているスタッフたちと出会いました。そして現在はリワークプログラムに力を入れています。職場で傷ついた人たちを、もう一度健康にして職場に戻すプログラムです。

☆自分自身ビジネスの世界で大きなストレスを経験したことから、ビジネスパーソンを支援するクリニックを開き、リワークプログラムに力を入れることとなった。リワークプログラムの目的は、再発を防止し、一回病んだ人が再び社会で活躍できるまでに回復させることである。

「ゆっくり休みなさい」では治らない

浅見　リワークプログラムってとりあえずゆっくり休みなさいとかそういうやつですか？

田中　それだと治らないんです。休職診断書は書くけど、うちはあくまで復職クリニックで、休職クリニックではありません。早期復職、再発防止のクリニックなのです。

浅見　そうなのですね。

田中　はい。

職場で適応障害を起こしたとき、環境調整を職場にお願いするには診断書が効果的です。けれども環境調整だけではなく、生体としての本人への働き掛けも大事です。なぜかというと、困った行動というのは、生体の反応だからです。その生体の反応を変えるためには、生体に働きかけていかなくてはなりません。

ベスリのリワークプログラムは、復帰できる上に再発・リバウンドがないのが特徴です。通常、職場復帰しても五十七パーセントは二回目の休職となるのです。うつ状態がまたやってくる。ところが我々はそれを五パーセント以下に抑えることができています。

☆身体を調整し、症状の根本に働きかける治療法で、リワークプログラムは高い治療実績を上げている。

国際水準の治療法を使っている

浅見　生体としての本人に働きかける治療法としては、どういう手法を使っていらっしゃるのですか？

田中　薬も使いますが、様々な手法を駆使します。

鍼灸、漢方など東洋医学、ポリヴェーガル理論に基づく身体心理療法、トラウマ治療のブレインスポッティング、ソマティックエクスペリエンス（SE＝Somatic Experiences）、そして最新の脳科学を利用するＴＭＳ（経頭蓋磁気刺激療法）、ニューロフィードバック等です。

浅見　保険診療ですか？

田中　保険が効くものも効かないものもあります。効かないものに関しては、保険と同じく三割負担分くらいに収まる自費診療で提供しています。

浅見　普通のメンタルクリニックは診断と薬物療法、そしてカウンセリングといった治療をしていますが、先生のクリニックでは、なぜそれほど様々な手法を取り入れているのですか？

田中　というか、国際水準の治療をしているだけですよ。

当院には職場でのトラブルなどに巻き込まれて、結果的に抑うつ状態になった方々が来院されます。国際的診断基準では、うつ病と診断されるケースです。海外ではうつ病と診断された患者様に、抗うつ薬が簡単に使えないんですよ。だから薬以外の他の手法を使います。当院では海外と同じように、薬でない治療法を探求しているのです。

浅見　そうなのですか？　なぜですか？　なぜ他の国では日本で処方されている抗うつ薬が使えなくなったのですか？

田中　抗うつ薬がプラセボと差がないことがわかってしまったからです。とくに軽度・中等度の患者さんには抗うつ薬が使えない。けれども薬物が使えないからこそ、様々な工夫が編み出されました。そしてもともと発展していた心理学から、身体を通じた身体心理療法が進化してきました。その治療法が、花風社が取り組んでいる発達障害の各種治療と同じなんですよ。花風社は多くの人を救ってきただろうし、これからも救うと思います。

浅見　それはうれしいです。

☆日本ほど薬が使えない国際標準の治療現場では、薬以外の手法が各種開発されている。

発達障害の診断と投薬

田中　日本の医療は保険診療が基本です。保険診療は、薬を使う時は、薬にラベルされた病名を付けないと使えません。いわゆる薬を使うための「保険病名」っていうやつです。だから医師は統合失調症とラベルされた薬を出したいと統合失調症の診断をカルテに記載します。抗うつ薬を出したいとうつ病の診断を出す。出したい薬物で保険病名が決まるのです。

浅見　そういう仕組みなのですね。

田中　その保険病名が独り歩きして診断と誤解される可能性があります。

浅見　そうなると本当に効果のある治療法にはつながらない。

田中　そうです。それと同じことが発達障害の分野で起きていないか、という危惧を抱いています。

浅見　起きているかもしれません。

田中　薬物を処方するために発達障害と診断されている方がいるのではないでしょうか。逆に覚せい剤の一種であるリタリン®、コンサータ®が欲しいために、発達障害（注意欠陥多動性障害）という診断をもらってきた人もいるかもしれません。名前は大事ですよね、診断名も大事です。

浅見　診断名といえば、発達障害の国際的な名称が神経発達症になりましたがそれはどう影響していますか？

田中　おっしゃるとおり、診断基準の最新版であるＩＣＤ11（ＷＨＯ設定、ＩＣＤの改訂11版）、ＤＳＭ５（米国精神医学会設定、ＤＳＭ改訂５版）で大きな変化が起こっています。従来の発達障害（Developmental-disorder）を神経発達障害（Neurodevelopmental-disorder）と神経（Neuro）の名称を付けた。

　すると、日本の精神医学界にも大きな変化が起こりました。ベテランの先生達が慣れ親しんだ「Disorder」を「障害」でなく、「症」にすると宣言したのです。つまり症状が固定した「障害」（＝治らない）から、治療対象（＝治す、治せる）の「症」に大きく概念を変えたのです。

浅見　治らない発達障害なら精神科の先生方の専門領域ですが、神経発達症、神経が未発達な状態、発達させることで治せる病態と考えると、まさに田中先生たち脳神経内科医の出番なのですね。

田中　どこまで治せるかわかりませんが、今回の改変で

・「神経発達症」と「神経」という名称が付き
・「症」となり

その結果、症状を治すために

・症状を起こす病態を解明して
・病態を起こす原因を追究する

のであれば、しかも

・治療法がない「難病」という扱いであれば

私達脳神経内科医の出番だと思います。

☆発達障害から神経発達症へ名称変更された。
☆ならば脳神経内科医の出番。

今の時点で効果を上げている治療法はどういうものか？

浅見　先生のクリニックではリワークにおいて成功例を多数出し、それが発達障害の人の治療法に結びつくかもしれないということですが、具体的にはどういう治療をされていま

すか？（編注：具体的な治療法について第四章・第五章に詳しい）

田中　特徴は二つあります。

1　症状ではなく原因を治す。

2　環境だけではなく本人にも働きかける。

この二つです。

症状は環境とその個人の反応の結果です。環境を変えるのは、大きな治療の一つです。しかしその環境の全員が症状を発症していない時もありますよね。厳しい上司がいたとして、全員がうつ症状を呈するわけではない。

浅見　そうですね。

☆症状は環境だけのせいではなく環境と個人の反応の結果。

田中　だから本人への働きかけを大事にします。本人の生活習慣や、考え方、価値観を創り直す。環境と個人の両輪を回すことで良循環を創りだすのです。

浅見　具体的に言うとどういうことですか？

田中　たとえば怖い上司がいて、厳しく当たられて、うつ病になったとする。そうすると抗うつ薬を出す、という治療が日本では一般的です。眠れなかったら睡眠薬を出す。でもいきなり薬を出すんじゃなくて、どうして怖いと感じているのか探っていくのです。環境がおかしいのなら、診断書を書いて配置転換をお願いする。医師からの診断書を無視すると職場は法的に罰せられますから診断書には意味がある。

☆メンタルヘルスが崩れるのは、環境と本人、双方に原因がある。
☆ならばその両方を治す。

田中　でももしかしたら、本人の中に原因があるかもしれない。逆境的小児期体験のせいで、記憶の下にある扁桃体が過剰に反応しているのかもしれない。

浅見　逆境的小児期体験？

田中　海外では発達障害のカウセリングは主に「SE（ソマティックエクスペリエンス）」が担当します。徹底的に「安全安心」の療養環境の中で、症状を生み出す扁桃体の過剰反応を抑制する治療です。その扁桃体が過剰に反応する大きな原因が、胎生期、小児期の生育期、学童時代の成長期の長期的高ストレス状態であるという理論です。

浅見　扁桃体って何をやっているのですか？

田中　人の脳は意識下で、身体に異常がないか？　外界が安全か？　これから危険が来ないか？　など、身体を守るために常にモニタリングしています。そして異常があると扁桃体へ情報が送られ、扁桃体は「闘え、逃げろ、逃げられないなら意識を失え」の身体、精神反応を起こします。安全な電車の中なのに、危険だと誤認して、逃げるために心臓がバクバク、呼吸が荒くなるパニック障害など、メンタル疾患のほとんど症状を引き起こす場所です。私達は扁桃体が起こす症状を、扁桃体症候群と呼んで治療に当たっています。

☆扁桃体の過剰反応が精神症状を起こしている。

扁桃体症候群

浅見　扁桃体症候群？

田中　僕は全ての精神症状、精神症状にまつわる身体症状を「扁桃体症候群」だとみなし、治療に当たっています。そして扁桃体症候群と捉えれば、発達障害も治療可能です。そのお話をしたいのです。

浅見　実を言うと、二〇〇〇年代の中頃、発達障害者支援法ができて発達支援の世界が元気だった時、支援者の人たちが渡米して帰ってくると扁桃体の話をしていたんです。アメリカは扁桃体の話題で持ちきりだ……と。どうやら発達障害は扁桃体と関係ありそうだ、と。だからやっぱりそうだったのかな、と思って。

でもあれから二十年経ちますが、一向に扁桃体の話は日本の発達障害の現場に入ってきません。今診断を受けても「扁桃体関連の症状ですよ」みたいなことは誰も言われていないと思いますが。

☆精神症状、精神症状にまつわる身体症状は扁桃体症候群として治療している。
☆これを発達障害の人にも適用する。

発達障害の診断の内外格差

田中　発達障害の診断でも日本は世界水準から遅れているみたいですね。今は脳波も簡単に撮れるようになって、昔みたいに電極をペタペタ貼り付けなくてよくなった。しかも大量の脳波データをＡＩが分析してくれる。

浅見　そうなんですか？

田中　現在の日本の病院にあるような古い脳波計（ＥＥＧ）とは全く違った測定技術が世界では進歩しています。新しい脳波測定技術（ＱＥＥＧ）では脳の機能を見ることができる。もっとも一部誤解もあるのですが、ＱＥＥＧだけで発達障害の診断はできません。あくまで脳機能を評価する補助診断機器なんです。

浅見　そうなんですね。

田中　しかし脳機能の異常はわかるので、集中力や呼吸法を使った治療を行い、脳機能の正常化が図れるし、その結果脳波の適正化が見える。これが欧米で発達しているニューロフィードバック治療なのです。

浅見　そういうテクノロジーで脳の機能がわかったうえで診断ができれば、今日本で一般的なアンケートみたいな診断よりはるかに正確にできるでしょうね。そしてその先の治療にもつながりそうです。

ただ残念ながら日本にはそういう新しいものが入ってこないシステムみたいですね。医療批判になって先生には申し訳ないけど、パンデミック騒動のとき海外情報もウォッチしていたので、日本の医療界は情報の書き換えがとても不得意なんだなあとわかったりしました。

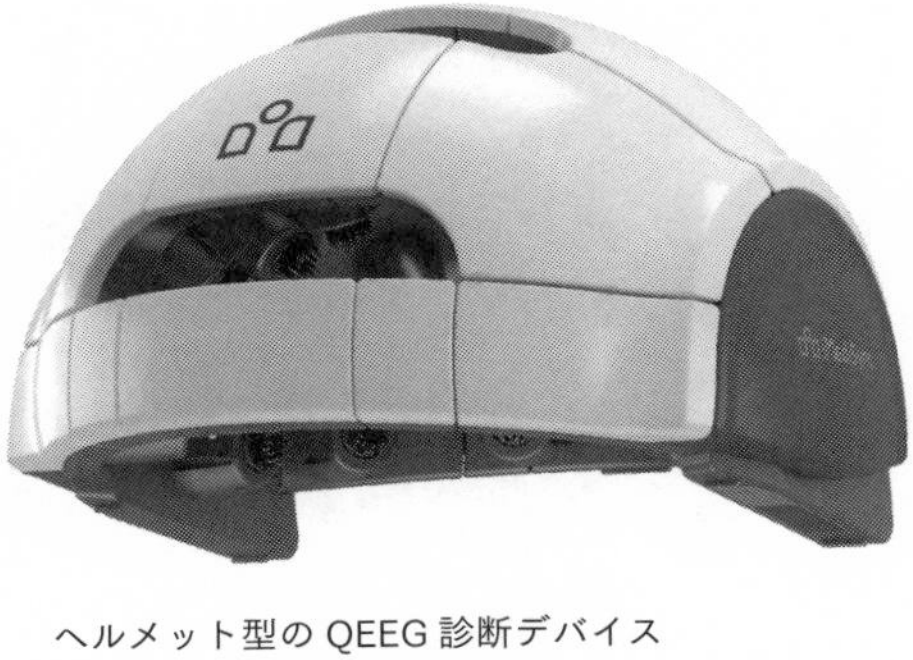

ヘルメット型の QEEG 診断デバイス

☆発達障害の診断・治療には相当な内外格差がある。

身体への治療なくして心の治療はできない

浅見　それはそうとセラピーについての続きをお願いします。たとえば職場でのトラブルを被害的にとらえてしまう人がいたら、それは環境だけではなく本人の中に原因があるかもしれない。扁桃体症候群かも、といった患者さんには何をなさるのですか？

田中　胎児期・小児期の逆境体験が反映されて、扁桃体が過活動しているかもしれないので、過去のトラウマを外す治療をします。ブレインスポッティングなどを使って。

浅見　ブレインスポッティングって何ですか？

田中　ＥＭＤＲをシンプルにしたものです。

浅見　眼球を左右に動かすトラウマ治療ですね。
田中　はい。あと自律神経系を整えるソマティックエクスペリエンスなどを使うこともあります。それぞれ訓練を積んだセラピストがいますから。過去のトラウマを消滅させた後に、現在の困った状態の改善を行うのです。

☆まず扁桃体の過活動を抑える治療をする。

トラウマとは成功体験でもある

浅見　なぜ先に過去のトラウマを治療するのですか？
田中　現実世界のとらえ方、対応の仕方は、過去の成功体験から生まれます。
浅見　成功体験？
田中　トラウマを受けたとき、じっと耐えていた、闘った、逃げた、中には意識がなくなるシャットダウンが起こった。その結果として少なくとも現在生きている、過去のトラウマに対応し生き残ったやり方を再現している可能性があります。

浅見　なるほどです。自分がサバイバルしてきたやり方をやっているだけ。それが症状に見えているのかもしれない、ということですね。

田中　だから、単純に診断書で「職場が悪い」と書くのではなく、本人がその職場や上司をどうとらえて行動しているか、そこにも課題がないかを考えます。

浅見　本人のとらえ方もみるのはいいですね。

一方的に医者の診断書を持ってきて「この職場は理解がなくてけしからんからどうにかしろ」みたいなことを言われると、一般人は少なくとも心情的には反発するし、そういうことが積み重なって、かえって発達障害の人が社会に受け入れられない原因にもなっている。でもそうやって本人も変えようとする医療なら、社会としても受け入れやすい気がします。

田中　それでも本人がまだ職場を怖がったら診断書は提出しますが、でも本人を治す方向も勧める。環境を変えなくてもその人の反応を変えることはできるから。そして脳が生み出す心を変えると症状は改善するから。

浅見　その人の反応を変える、とは身体を変えることですか？

田中　徹底的に生活習慣を整えます。心を生み出す脳、脳を支える身体、その身体は日々の生活習慣が作り出す。生活習慣が心の基盤なんです。それができなかったら心の問題は取り扱えないでしょう。だから、休職した人を寝かせることはないです。その日から始めます。散歩からでも。

身体が整ってくると脳が安定してきます。結果的に心は安定します。そうすると過剰反応しなくなります。

> ☆環境だけではなく本人も変える。そのためにまずは徹底的に生活習慣を整える。

発達障害の人たちとの出会い

田中　ところが治りにくい人たちが五パーセントくらいいて。
浅見　その人たちが発達障害だったのですね。

田中　そうです。「あぁ、これが発達障害か！」と思いました。なれると来院の時点でわかるんですよね。
浅見　どういう風にわかるのですか？
田中　顔をみればわかります。頬の肉が薄い。
浅見　え？

☆治りにくい人たち＝発達障害の人たちは、顔をみるとわかる。

鰓弓神経不全症候群

田中　浅見さんも、発達障害の人は表情が乏しいと思ったことはないですか？
浅見　あります。
田中　それは、顔面の神経に不全がある。社会的コミュニケーションを支える神経群に機能不全があるんです。サイキュウ神経不全症候群なのですね。
浅見　なんですか？　サイキュウ神経って。そもそもどういう漢字を書くのですか？
田中　鰓弓神経と書きます。
浅見　鰓？　魚のエラ？
田中　そうです。神経系の成り立ちを知るには、進化の過程を知る必要があり、進化の過程を知ると、神経系の治療法がわかるんですよ。
浅見　そうなんですか！
　顔をみてわかる、っていうのはなんとなくわかるんですが、中にはわかりにくい人もいるし、上手に擬態している人もいると思います。
　専門性をお持ちの先生からみて、来院時にすでにわかる発達障害の人の顔ってどういう感じなのですか？
田中　発達障害の人の顔をみると、鰓弓神経（顔面神経・三叉神経・舌咽神経・迷走神経・副神経）が不全だとわかります。だから表情が出ないし、鼓膜を張る筋肉に不全があるから聴こえ方も違う。
浅見　聴こえ方の違いはよくある症状ですが、鰓弓神経の違いだったのですね。
田中　そうです。発達障害の人は、高い音は聴き取れないけど低い音には敏感だったりするでしょう。

浅見　そうです。変な音はよく聴いているんですよね。

田中　そうなると人の声が入っていかないから、社会性につまずくんです。学校の先生の高い声が聴きにくいから、お勉強も遅れる。それが学習障害の基盤となる。

浅見　なるほど。

・社会性の必要な場面でつまずく
・耳の聴こえ方が特殊

という特徴はその「鰓弓神経」というところの不全に由来するものだったのですね。

田中　進化の過程から考えると説明がつくんですよ。高い音は聴けないけど、低い音は聴こえる、というよりむしろ低い音を探しているんですよ。哺乳類がそうだから。

浅見　そうなんですか？

田中　哺乳類は自分を捕食するより大きな動物の音や、低音の地鳴りとかに気を付けなければいけないですから、そういう聴覚をしているんです。

クリニックには「聴覚伝導障害」（ＡＰＤ）の方が治療に来院されています。

浅見　聴覚伝導障害って何ですか？

田中　会議で緊張したり、怖い人がいると人の声が聴こえなくなる人たちがいます。緊張すると表情がなくなる。同時に鼓膜張筋が緩み、高い人の声が聴こえなくなる。逆にクーラーの音やドアを叩く音などの低い音に敏感になるのです。聴覚伝導障害は「鰓弓神経不全症候群」の一つの症状なのです。

☆発達障害の人は、顔面の神経に不全があると思われる。それが聴こえ方にも影響してくる。仕事や勉強の効率を妨げる。社会交流の妨げにもなる。

神経の発達を知るには進化の過程を知ろう

浅見　なるほど。危険な低音を聴きとることがサバイバル上で必須な段階があったけど、人は社会生活を送るから人の声を聴けることが必須なわけですね。

それができないと、職場で苦労する。それを先生は「鰓弓神経不全症候群」ととらえ、脳神経内科医として治療していらっしゃる。

田中　そういうことです。

神経系の発達を知るには、進化の過程をたどることが必要です。浅見さんは三木成夫先生の本を読んだことがありますか？

浅見　『内臓とこころ』、『生命とリズム』の二冊を読んだことがあります（ともに河出文庫）。

田中　あの中に胎内の系統発生の図が出てきますね。お腹の中では皆最初魚類から出発する。そしてヒトになって生まれる。優れた研究です。実は日本独自の研究なんです。海外にもポリヴェーガル理論等社会神経に関する優れた理論はありますが、それと日本ならではの系統発生の理論を両方取り入れると、「拡大ポリヴェーガル理論」として効果的な治療法が見えてきたのです。

かつての統合失調症の患者のように、成人期発達障害の人の全員が治らないから福祉で抱え込もう、という処遇をされると大変です。そして僕は教育関係者とも交流があり、子どもの発達障害をなんとかしてほしい、という声をよく聴きます。

発達障害は神経発達症。その神経発達の仕組みを伝えておけば、ご家庭や教育の場でも発達援助を編み出せるだろうし、花風社が伝えてきたことの根拠がわかれば、ますます取り組みやすくなるかもしれません。そして医師たちやセラピストには治療の開発のきっかけを与えられるかもしれません。

ということで次章では進化の仕組みを追ってみましょう。扁桃体症候群、鰓弓神経不全症候群の原因を探り、そして治療法を提示していきましょう。

浅見　とても楽しみです。よろしくお願いいたします。

第二章

脳の進化を手がかりに、神経発達症治療法を開発する！

ヒトはお腹の中で系統発生する

田中　さて、扁桃体の話をしましょう。浅見さんは三木成夫先生の本を読んでいるから、ヒトが胎児期に系統発生を見せるのは知っていますね。お母さんのお腹の中で魚類のようになったり、爬虫類のようになったりして、そして最後にヒトの赤ちゃんとして生まれてくる。

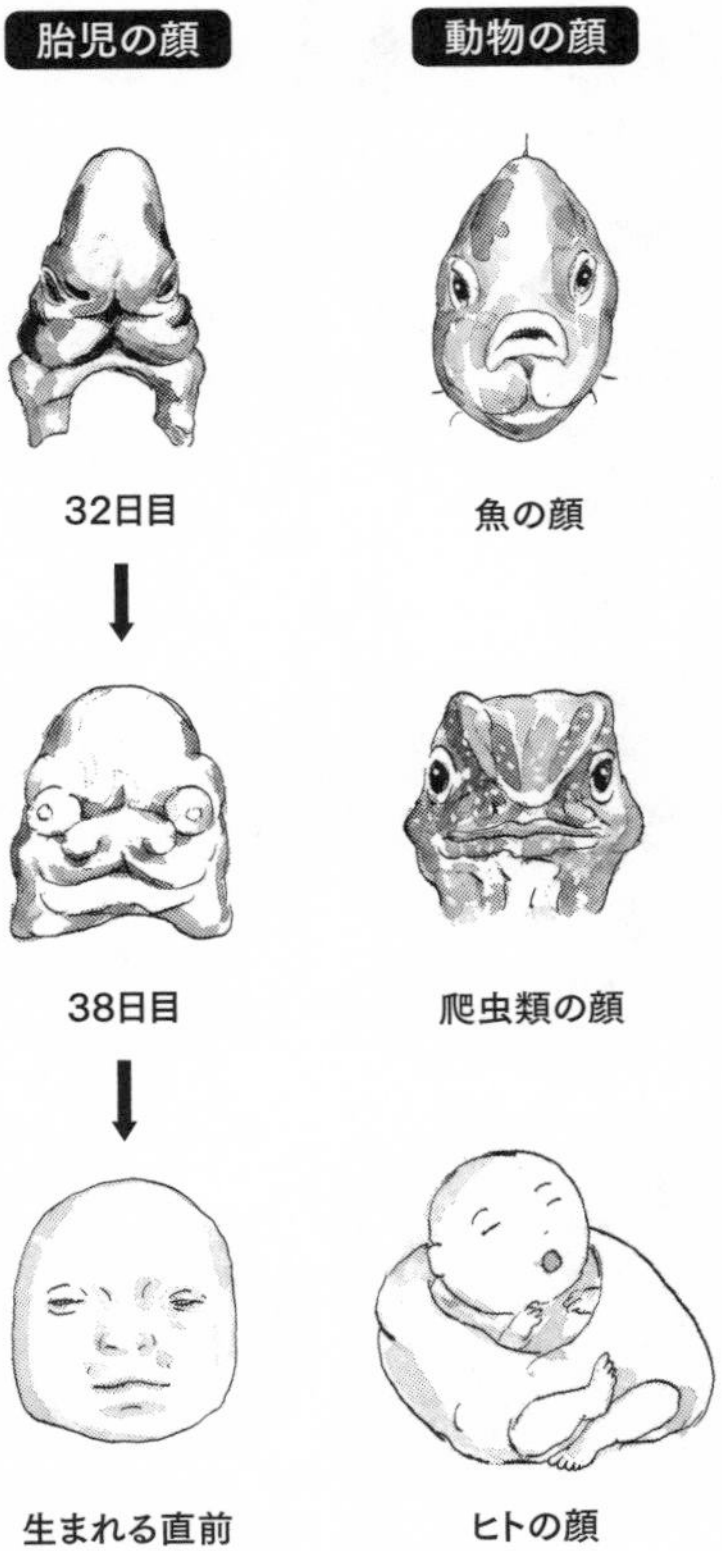

浅見　はい。大変興味深く読みました。

中でも印象に残ったのは、胎内で魚類みたいな胎児から爬虫類みたいな胎児になるとき、お母さんにつわりが起きたり、大変な思いをするということです（『生命とリズム』三木成夫＝著、河出書房新社）。

それくらい生命にとって「陸に上がる」というのは大きなチャレンジだったのですね。

田中　つまり僕たち人間の脳の下には、進化の跡である他の生命の脳も備わっているんです。

> ☆人間脳の下には、他の生命の脳が備わっている。

人の脳は、メダカとイグアナを沢山飼っている

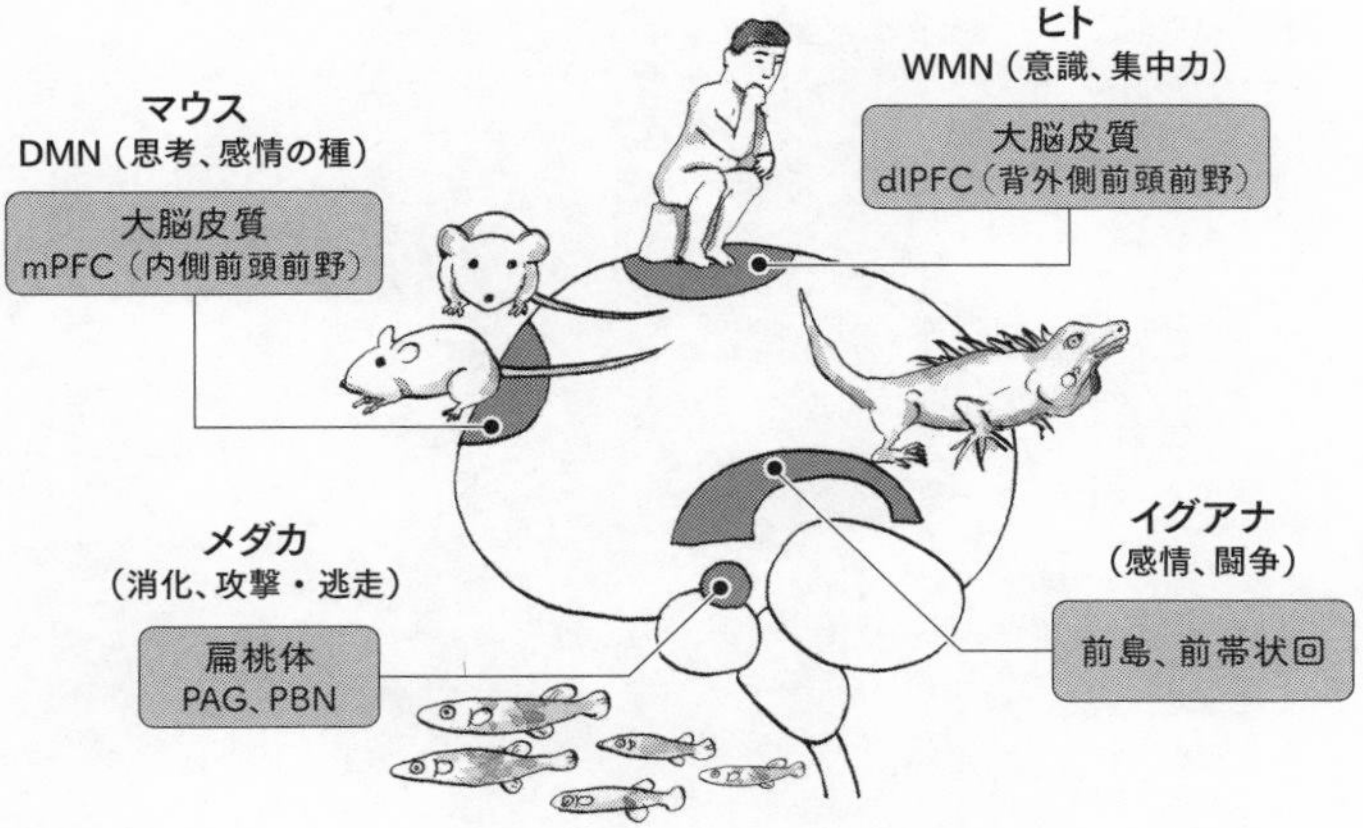

魚類の生き残り戦略と扁桃体

田中　生命は最初、水の中にいた。そして陸に上がってきた。そしてここで問題にしている扁桃体というのは、魚類脳なんですよ。魚の扁桃体部分を壊すと群れが創れなくなります。つまり、身の安全が確保できなくなります。ですので、ここが魚の脳の中枢と考えられます。扁桃体＝魚類脳。目的は生命維持です。内臓と自律神経を司っています。そして同時に、魚類にとっては社会性を保つ機能を持っています。

浅見　魚類の社会性ってなんですか？

魚類って、おまんま食べていくのに人間ほど苦労がなさそうに見えるんですが。泳ぎながら口開いていれば餌が入ってきて、ラクチンそうです。

人間はそうはいきません。たとえば先生なら学校行ってお勉強して医師免許取って食べている。生まれて、教育受けて、なんらかの職業上の修行の果てにやっと食べていけるのが人間、っていう気がします。その間には多くの人と出会い、教えを請うたり、仲良くしたりしなきゃいけない。それに対して魚類は泳いで口を開けていれば捕食できるし。

田中　まず魚類にとっては、身を守ることがとても大事です。そして、安全を確保するには群れることが大事です。

浅見　なるほど。群れる、というのが魚類の社会性、生き残り戦略なんですね。あの群れの中にいたら、敵に出会っても食われるのは不幸な少数で済みますものね。

田中　そうです。そして敵が来た時、交感神経を働かせて闘ったり逃げたりするのは僕らも一緒ですが、これは扁桃体の仕事です。

浅見　そうなんですね。

田中　そして魚類は、捕食の仕方もシンプルだけどより大きな生物に食われることも頻繁にありますね。

浅見　そうですね。我々人間も魚を食べるけど、海の中にも魚には天敵がたくさんいますね。泳ぎながらぱくっと食べることができるけれど、ぱくっと食べられてしまうこともある。

田中　だから安全確保に神経を使っているのです。

☆扁桃体は魚類脳。自立神経系、内臓系を調整して、生命維持、保存を司っている。
☆安全確保のために、「闘う・逃げる」ために自律神経を駆使するのが扁桃体の役目。

扁桃体が過活動するとき

田中　扁桃体が危険を察すると、交感神経を働かせて闘うか逃げるかを決める。闘っても無理だ、と判断すると副交感神経が働いてシャットダウンする。出血が少ないように血流も下げ、脳血流もシャットダウンして意識が無くなる。食われても痛くないように準備するんです。

浅見　そうなのですか。最期は痛くないのですか。それはよかった。っていうか生命に備わっている仕組みってすごいですね。

そして、扁桃体が過活動っていうことは、（生命の危機がないときでも）「しじゅう生命維持の為に外界にぴりぴりしている」っていうことですよね。

田中　そういうことです。

浅見　それは発達障害の人たちの状態像に重なりますね。

☆扁桃体過活動とは「つねに生命維持のためにぴりぴりしている」ということ。

浅見　発達障害の人たちは、なんか、こちらから見ると全然怖くないものを怖がっているというか……。でも現代の人類には、そして日本では、そんなに生命の危機って逼迫してはいないのに、何か怖がっている……。怖がることにエネルギーを使って他に回っていない感じです。

もちろん怖がるということで生命は維持できるので、恐怖にも生命維持に必要な機能があるのはわかっているのですが、何かそれが現実と符合していないというか。

田中　人間が見ているのはあくまで脳の中の現実で、客観的な事実とは違います。そして我々ヒトにおいても、扁桃体を通して、内臓を動かしたり、交感神経、副交感神経を賦活

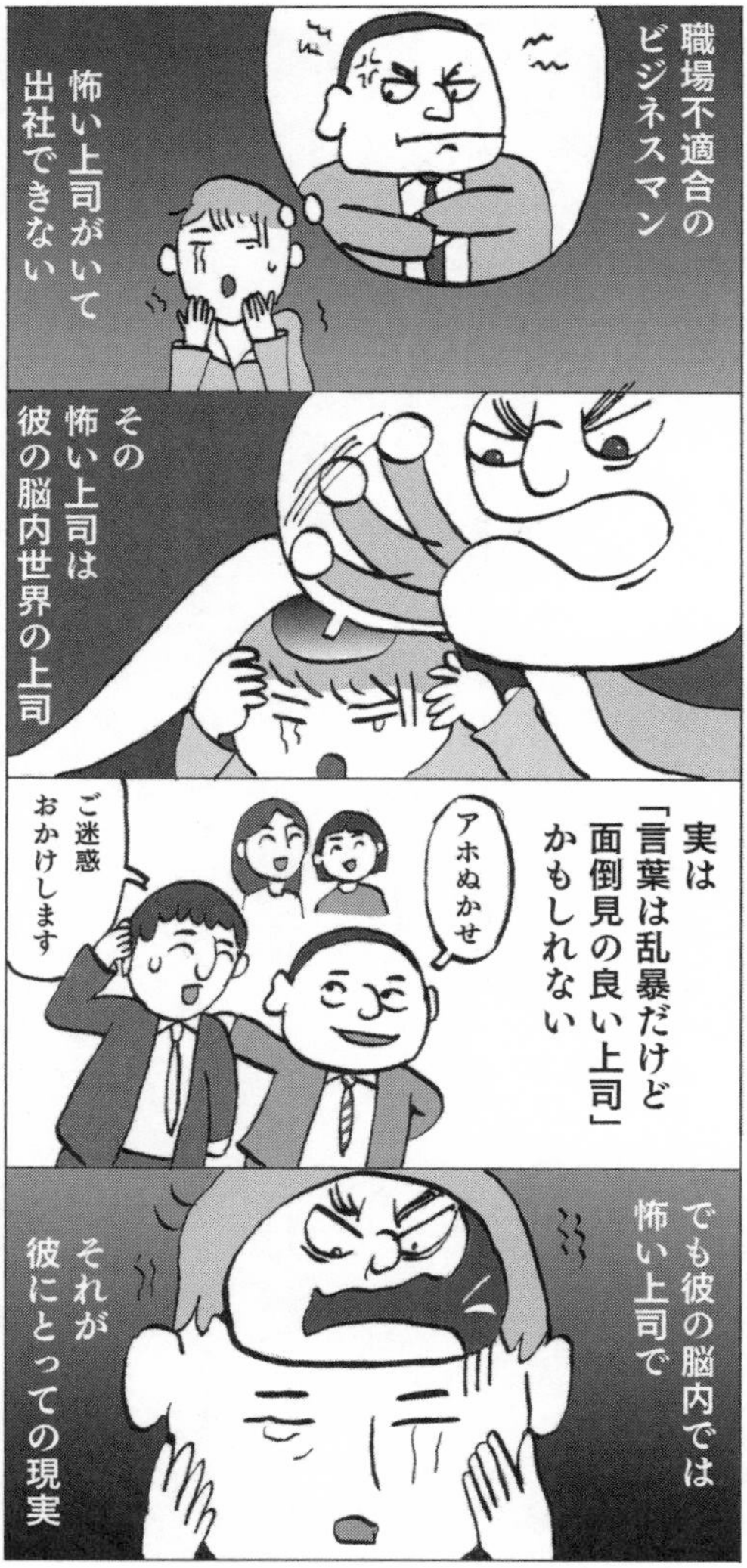
職場不適合のビジネスマン
怖い上司がいて出社できない
その怖い上司は彼の脳内世界の上司
実は「言葉は乱暴だけど面倒見の良い上司」かもしれない
アホぬかせ
ご迷惑おかけします
でも彼の脳内では怖い上司で
それが彼にとっての現実

させているんです。ここを通らないと内臓や神経は動かせない。

☆我々ヒトも、扁桃体を通して内臓や交感神経、副交感神経を動かしている。

金魚体操、療育整体がなぜ効果的か

浅見　そうなのですか？　だったら魚類の動きの真似みたいな金魚体操が、不思議と様々な困りごとを解決したのも説明がつきますね。

田中　そうなんです。金魚体操が扁桃体の調整に効くのは当たり前なんです。

浅見　人類よりずっと前に発生した、扁桃体が主役だった生命の動きは魚の動きだったんですものね。あと各地の伝統の舞踊にも、揺れる動きは多いですよね。沖縄や奄美もそうだけれど。あれも真似してみると、何か癒しの感覚があります。

田中　扁桃体に届くのは、ジェントルな感触なんです。

犬や猫をなでるとき、優しくなでるでしょ。そうするとあちらだけでなく、こちらも癒される。

マッサージみたいにぎゅーぎゅーやるのは、大脳皮質に届くんです。大脳皮質は哺乳類、人類の脳です。

扁桃体に届かせるには、優しい感触じゃないとだめなんです。その点で金魚体操も療育整体も理にかなっていますね。

神経は太さ(速さ)によって四つに分類できます。その一番細くて、一番遅い神経がCファイバーです。細いのでこれまでほとんど無視されてきたCファイバーが実は生命を維持し、そして心を生み出す神経だったのです。

浅見　私のそもそもの問題意識は「発達障害はメンタルの問題と思われているけれど、身体症状が不調な人が多い」でした。

だから身体症状だけでも解決すれば、メンタルにもいい影響が出るのではないかと身体アプローチを提言してきました。

そして身体アプローチをすると、恐怖感をなくしていく人が多いのです。

こういう仕組みだったのですね。

☆生命の原初的な動きは「ゆらぎ」。
☆そしてソフトな感触。
☆強い刺激は大脳皮質に届き、微細な刺激は扁桃体に届く。
☆一番細い神経であるCファイバーが実は心を生み出す神経だった。

扁桃体の過活動を抑える

浅見　扁桃体の過活動とはすなわち、危機感の持ちすぎ、見張りすぎですね。危機感は大事なんだけど、それが行き過ぎている。

田中　そしてこの扁桃体の過活動が、いわゆるうつ状態とか、自閉状態とか、適応障害に実像が重なります。もちろん発達障害にも。

だったらこの扁桃体の過活動を抑えることが治療につながる。それを僕たちはやっているのです。

浅見　発達障害の人の状態像を見ていると、「ありえない恐怖感」を勝手に感じそこから悪循環が起きていることが多く、ここさえどうにかなればよい循環が始まるのですが、その鍵を握っていたのが扁桃体の過活動だったのですね。
　これが解剖学的にみる、ということですね。

田中　これが「こころの解剖学」です。

　解剖学的にみて、症状を治していくのです。

　そしてメンタル疾患の精神症状、身体症状は扁桃体症候群なのです。

　「扁桃体症候群」というのは、扁桃体の異常によって症状が出ている一群です。逆に扁桃体を正常化すると症状がなくなる、つまり治るという病態群です。

☆**メンタル疾患の症状は扁桃体症候群。**
☆**扁桃体を正常化すると治る。**

浅見　発達障害の人は「ありえない恐怖感」を恒常的に感じていて、これが社会生活を阻害しています。

その原因がどこにあるかを先生が突き止めたのは、画期的だと思います！

なぜかというと「ありえない恐怖感」がなくなっていくと、どんどん芋づる式に生きやすくなる発達障害の人を私たちはたくさん見てきたからです。

治療法を教えていただくのが楽しみです。

田中　症状ではなく原因を治す。原因は扁桃体の過活動。そういう視点から、治療法が見えてくるのです。

☆発達障害の人の中には「ありえない恐怖感」を持っている人が多い。
☆この恐怖感がなくなっていくと、どんどん生きやすくなり、学習能力や社会性の発達にまでつながる。
☆ゆえに、その原因を突き止めたのは画期的なことである。
☆そこから治療法が生まれてくる。

POINT

扁桃体症候群の症状の一つがＨＳＰ

ＨＳＰ（Highly Sensitive Person）：別名「繊細さん」

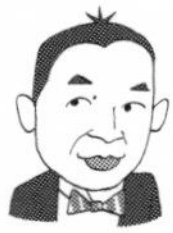

ベスリにはＨＳＰ外来があり、たくさんの患者様が治療を受けられています。何気ない音にびっくりして動悸がする、会社の中、車の中の匂いがつらい、誰かに見られているようでいつも怖いなど、一般の方だと気にしないことが常に気になって集中力が阻害されている方々がたくさんいます。無意識の領域で扁桃体が過剰に活動している状態で、扁桃体症候群の一つです。

進化脳の仕組み
進化した脳は下位脳を抑制する

田中　さて、では扁桃体の過活動をどう抑えるかをみる前に、進化脳の仕組みを教えておきましょう。
　魚類脳の上には爬虫類脳があります。その上には哺乳類脳。そして一番上がヒトの脳。これはわかりますね。

浅見　はい。だんだんと積みあがってきたのですね。

田中　そうです。そしてどうして積みあがってきたかというと、進化とともに下位の脳では足りなくなったからです。

浅見　なるほど。

田中　だから、上位の脳が活躍すると、不要になった下位の脳の活動は抑制されるのです。

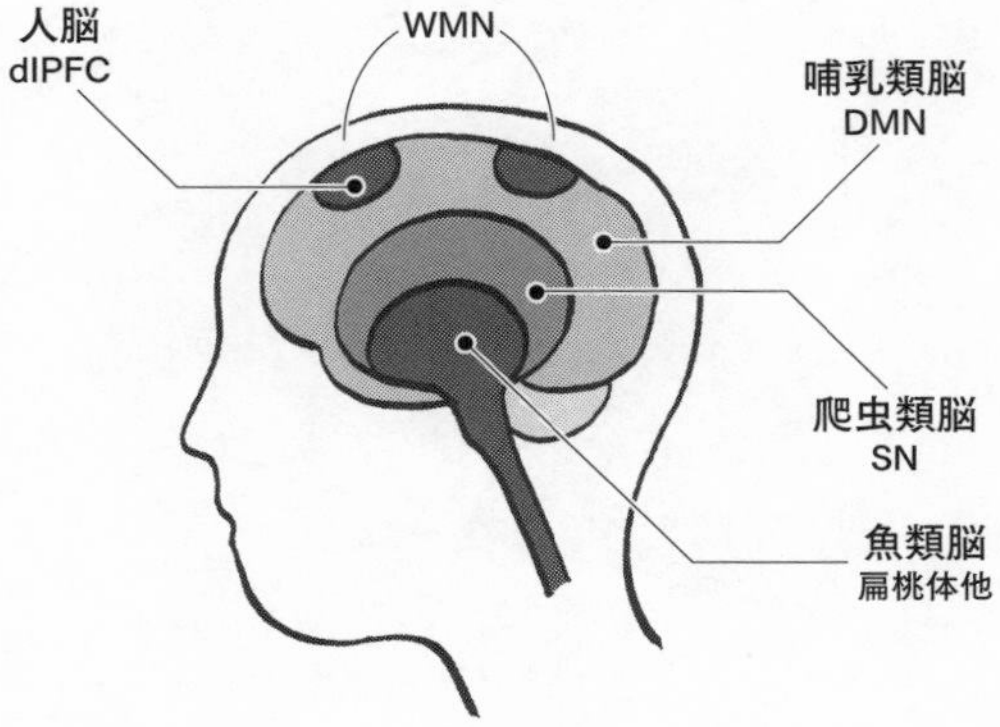

浅見　なるほど。

☆上位の脳は、下位の脳を抑制する。

爬虫類脳の役目

田中　つまり、魚類脳である扁桃体の活動を抑制するのに鍵を握るのは、魚類脳の一つ上にある爬虫類脳です。次は爬虫類脳について講義しましょう。

浅見　はい。

田中　魚類が爬虫類に進化して、陸に上がりました。そうすると何が起きるか。まず、ものすごく注意しなければなりませんね。

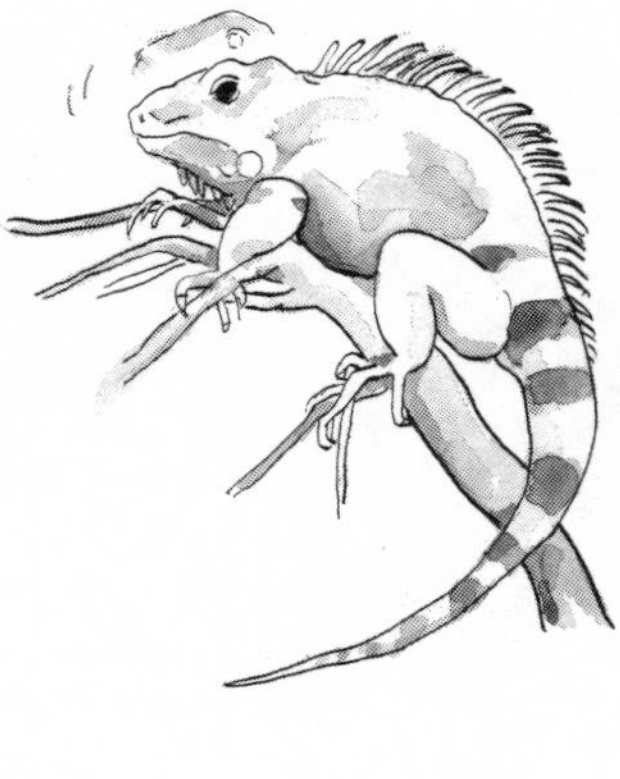

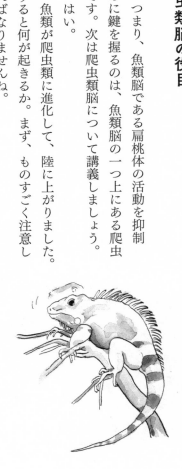

浅見　そうですね。陸には何があるかわかりませんものね。

田中　魚類脳が自律神経など生命維持に関わっていたのに対し、爬虫類脳の役目は危機対応です。

☆爬虫類脳の役目は危機対応。

浅見　おさかなは泳いでいればよかった。群れて敵から身を守り、相手や状況によって闘ったり逃げたりして、最期に食われるときはシャットダウンしていればよかった。でも陸に上がると注意を払わなくてはいけないということですね。そのために発達したのが爬虫類脳。

田中　敵から身を守る方法だけが違いではないのです。魚の時代は水中にいたので、オスは勝手に精子を、メスは勝手に卵子を放出すれば、ある意味勝手に受精し成長する。

浅見　ああ、たしかにそうですね。人間だと考えられない。

田中　一方乾燥した陸上では、受精自体を母体内で行う必要がある。つまりオスとメスのツガイが必要となるのです。発情期の異性を探すために視覚、聴覚、嗅覚などの外受感覚の発達が起こったわけです。

浅見　なるほど！　ツガイの相手を探すためには、遠くを感知する神経の発達が必要だったというわけですね！

☆魚類脳の役目＝生命維持。
☆爬虫類脳の役目＝危機対応。
☆ツガイを作るために視覚や聴覚、嗅覚が発達した。

爬虫類脳の感覚野と運動野

田中　そうです。そしてここに関わってくるのは爬虫類脳の感覚野である前島《ぜんとう》と、運動野である前帯状回《ぜんたいじょうかい》です。

浅見　難しくなってきましたが

感覚野→感覚を収集する

運動野→身体を動かす

という理解でよろしいですか？

田中　はい。前島は身体内外の情報を収集します。

浅見　内外っていうことは、「あそこに草が生えている」みたいな身体の外の情報だけではなく内側の情報もですか？

田中　はい。外の環境だけではなく、身体内部の内受感覚も収集します。

・外受容感覚→視覚、聴覚、嗅覚、味覚、触覚
・内受容感覚→内臓器、血糖、血液ガス情報
・体性感覚→固有受容覚（位置覚）、前庭覚（回転覚）

を収集して危険か安全かを判断します。

浅見　ところが発達障害の人はここにバグがあったりするのですが。

田中　「コタツに入ると脚がなくなる」という現象は、この内受感覚がうまく伝わっていない状態ですね。（『自閉っ子、こういう風にできてます！』ニキ・リンコ＋藤家寛子＝著、花風社）。

浅見　コタツに入ると脚がなくなるということは、普段から世の中の見え方が違います。たとえば自分の脚の感覚が乏しかったので、学校に通っているかどうかがはっきりしなくて、「自分が学校に行くのか、学校が近づいてくるのか」の判別がつきにくかったというエピソードが前掲書にはあります。

そうすると、「学校が来るのではなく、学校に行く」という事実と本人の脳内の現実にかなり差があるので、なんとなく三次元の空間に暮らしているだけで、いたたまれない場面に出会い、理不尽な叱られ方をすることもあります。

たとえば、「次は体育だよ」と言われると普通の子は体育館に移動するのですが、自分の脚が自分の身体を運ぶという意識がないと、ぼーっと待っていて「早く体育館に行きなさい」と叱られたりする。

本人の意識に上らなくても、こういう不調はどこかで察知しているんだろうなあ、と以前から考えていました。

「療育整体」を開発された松島眞一さんは、手をちょんちょんちょん、とするだけで「身

身体予算管理

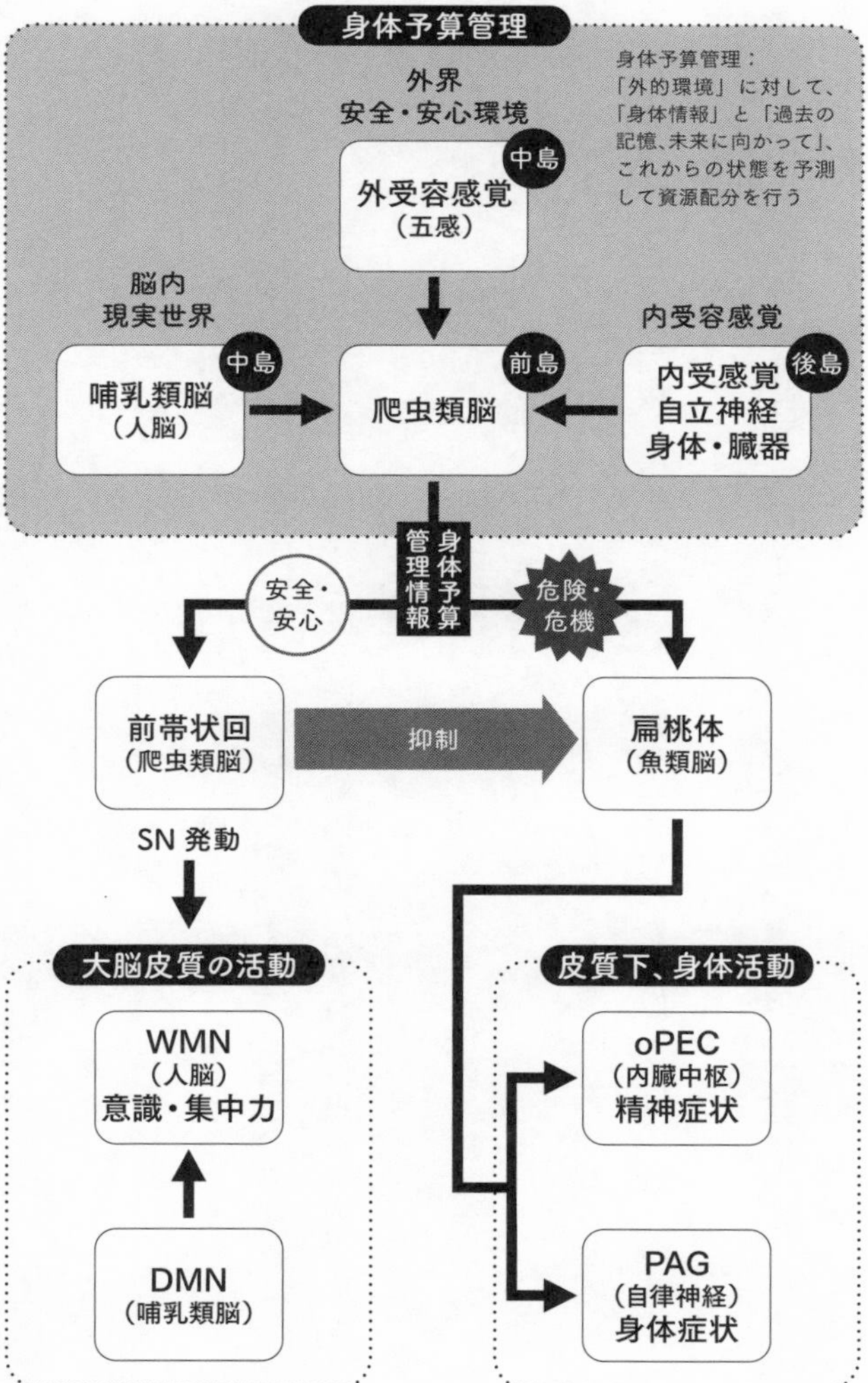

SN：顕著性ネットワーク
WMN：ワーキングメモリーネットワーク
DMN：デフォルトモードネットワーク

oPFC：眼窩前頭前野
PAG：中脳水道周囲灰白質

体がまっすぐ立っていないことに気づき骨軸で立つ」とおっしゃっています。身体がまっすぐ立っていないのを脳に気づかせるんだと。

つまり、意識に上っていない不調にも脳はどこかで気づいている、と考えていたのですが、それがこの「前島」というところの役目だったのですね。

田中　島には前島・中島・後島とあり、内外の様々な情報を収集して前島に集めます。

浅見　だったら外側の環境だけではなく内側から伝わる感覚が健康になれば、感覚野にも「いけるぞ」という情報が集まって、怖がり度が減り、好循環が始まるのは当たり前ですね。

田中　そうです。

爬虫類脳の感覚野である前島は情報を集め、危険だと判断すると扁桃体に危険を知らせ症状を起こします。症状というか、生体防御反応ですね。

危険だよというと交感神経を動かして逃げるでしょ。そしてなぜ危険かを理解させるために不安や恐怖などの精神症状を出すんですね。僕が「メンタル疾患の精神症状、身体症状は扁桃体症候群」と言ったのはそういうことです。

浅見　ではたとえば慢性的に睡眠が足りていない人が、「どうも疲労感が強い」という内側の感覚を前島に伝えた結果、「危険だ」と判断し、世界観が厭世的になっていく、みたいなことも起きるわけですね。

田中　そうです。

☆爬虫類脳の感覚野である前島は内外の情報を収集し、危険だと判断すると扁桃体を通して自律神経を動かす。
☆危険を知らせるために症状を起こす。

体調がよくなれば世界観が明るくなるのは当たり前

浅見　だったら、体調をよくすることがメンタルを安定させるのは当たり前でしたね。想像していたとおりです。

田中　そのとおりです。人が見ているのは、脳に写った映像なんです。世界観の世界とは脳の中に写る現実世界のことなんです。

☆前島が内外から集めてくる情報によって脳内の世界観が変わる。
☆体調がよくなれば世界観が明るくなるのは当たり前。

爬虫類脳が安全だと判断すると

田中　前島が収集する情報が危険だと判断すると扁桃体を動かします。そして安全だと判断すると、爬虫類の運動野である前帯状回が活動します。

☆危険だと判断↓扁桃体が動く。
☆安全だと判断↓前帯状回が動く。

浅見　爬虫類脳である前島が危険だと判断すると扁桃体が動き、安全だと判断すると前帯状回が動く。身体が動くわけですか？　つまり、安全だから動けるわけですか？

田中　前帯状回は安全であるときに動きます。

そして前帯状回が動くと三つのことが起こります。

1　下位脳である扁桃体を抑制する。つまり扁桃体による症状現象をなくす。

2　前帯状回は社会神経である鰓弓神経を動かすので、笑顔が出て、発声ができ、高い音を聴けるようになる。呼吸や心臓のどきどきを抑制するのも鰓弓神経の一つである腹側迷走神経の機能の一つ。

そして最後

3　前島と前帯状回が同時に動くと「顕著性ネットワーク」が動き、大脳皮質が活動するのです。

浅見　まさに人間活動ですね。

田中　爬虫類脳が安全と判断すると、

・外から見た姿↓ニコニコしながら社会的コミュニケーションをとる。
・内面↓扁桃体が抑制され、豊かな思考を生み出す大脳皮質が動く。

こうなります。小児期の安全安心の環境の確保が大切なことがよくわかるでしょう。

浅見　本当ですね。安全安心があって初めて、人間活動ができる。

田中　会議で怖い上司がいると頭が働かなくなるのは、こういう身体を守る仕組みが脳の中にあったからなんですね。

☆爬虫類脳が安全だと判断すると運動野である前帯状回が動く。
☆前帯状回が動くと人間らしいコミュニケーションができるようになる。
☆つまり人間らしい社会活動ができるようになるためには、安全安心が必要。

安全だと判断すると哺乳類脳＝大脳皮質が動く

田中　前島が内外から収集した情報で安心だと判断すると、前帯状回が動き、大脳皮質が動きます。大脳皮質は哺乳類の脳です。

整理しましょう。

・魚類脳＝扁桃体 ↓ 生命維持・危機対応。
・爬虫類脳＝前島（感覚野）↓ 安全・危険の管理　内外の情報を集め危険かどうかを判断する（身体予算管理）。危険だと判断すると扁桃体を動かす（交感神経・副交感神経による危機対応）。
・爬虫類脳＝前帯状回（運動野）↓ 安全・危険の管理　安全だと判断すると大脳皮質を動かす。

浅見　ようやく大脳皮質にたどりつきました。ここは人類だけではなく哺乳類全般の脳ですね。

そして陸に上がった爬虫類が、安全を確認したから発生した脳なのですね。

田中　はい。ここで思考・感情が生み出されます。
浅見　思考・感情は大脳皮質、つまり哺乳類と人脳の段階で発達したのですね。そして哺乳類脳、人脳が動くのは、爬虫類脳が安全安心を確認したからなのですね。

☆爬虫類脳が安全を確認すると、大脳皮質が活動する。
☆哺乳類脳で発達した思考・感情の種は、言葉を取得した人脳が、意識として認知できるようになった。

愛着の芽生えと鰓弓神経

田中　愛着も哺乳類脳で生じます。なぜなら、爬虫類までは卵で生まれるでしょう。だったら放っておいていいわけですね。
浅見　たしかに。産みっぱなしですね。

田中　でも哺乳類は乳をやるでしょう。母が授乳し、子が吸う。そのとき、愛着が芽生えます。子どもは愛想よくして乳をもらおうとする。母はそれを愛しく感じて乳をやる。おっぱいを吸うとき立てる音からマンマという言葉ができました。そしてマンマ、ママというのは世界どこでも共通語です。

浅見　言語は違っても、ヒトが立てる授乳時の音は同じだから同じ言葉になるのですね。面白いです。

田中　あともうひとつ言っておかなければいけないことがありました。

魚が陸上に上がったら鰓が要らなくなりますね。

浅見　はい。

田中　要らなくなった鰓は顔と心肺に分かれます。鰓が上下に分かれて、上が顔面、下が横隔膜より上の胸郭臓器を創り、残った部分が首になります。

そして鰓を動かしている魚の鰓の神経を鰓弓神経（群）と呼ぶわけです。

浅見　ここで鰓弓神経が登場するんですね。

田中　爬虫類では単に顔面と胸郭の臓器だったのに、哺乳類になると母子関係を基盤に、笑顔や発声など、徹底的にコミュニケーションの機能が強化されました。それが副交感神経、交感神経に続く三番目の自律神経である社会神経に発達していくのです。

浅見　社会神経？　ポリヴェーガル理論の腹側迷走神経、それが社会神経ですね（『ポリヴェーガル理論入門』ポージェス＝著、春秋社）。その社会神経と同じですか？

田中　はい、その社会神経です。腹側迷走神経は鰓弓神経群の一つです。鰓弓神経はコミュニケーションの社会神経であり、その鰓弓神経の一つである腹側迷走神経は、心肺を穏やかに、発声によるコミュニケーションを強力に推進する神経です。

まとめましょう。安全であると前帯状回が機能します。前帯状回は鰓弓神経群を動かします。鰓弓神経群の一つである腹側迷走神経が動くと、社会神経として社会的活動が盛んとなる。安全を前提とする前帯状回活動＝鰓弓神経群活動＝腹側迷走神経活動＝社会神経活動という図式ができました。安全だと鰓弓神経、腹側迷走神経が活動する。逆に腹側迷走神経が活動している状態は、安全な状態であることが証明される。

危険を感じると動くのが扁桃体。そして安全を感じると動くのが鰓弓神経。

☆安全を感じると鰓弓神経が動く。

コミュニケーションに関係する神経

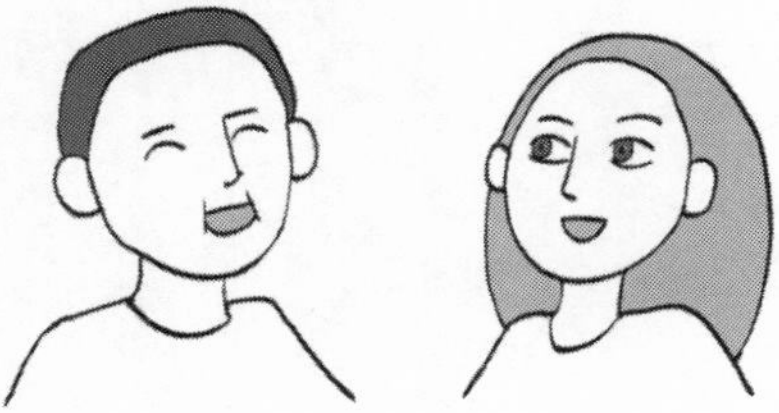

[三叉神経]

▸ 顔面の感覚、食事摂取の咬筋、高音を聞く鼓膜帳筋

[顔面神経]

▸ 困った時の額の皺、笑顔の眼輪筋・口輪筋

[舌咽神経]

▸ 咽頭後壁の筋肉、嚥下、声の構成

[迷走神経]

▸ 心臓を穏やかに、高音を作る声帯の緊張

[副神経]

▸ 肯定のうなずき、否定の首の左右振り、怒りや喜びを表す肩の上下

笑顔が社会神経を動かす

田中　鰓弓神経が動くと笑顔になります。そして呼吸もゆっくりになります。

浅見　焦らなくていいからですね。

田中　はい。鰓弓神経の一つである腹側迷走神経＝社会神経が心臓と肺を抑制するんです。交感神経、副交感神経の存在についてはずっと昔からわかっていたのだけれど、なぜ社会神経が発見されなかったかというと、哺乳類は安全なのが普通だからですね。

浅見　だって安全安心がなければ哺乳類まで進化することはなかったみたいですよね、今の先生のお話を聴いていると。

田中　危険がきたときは、交感神経が動き、闘うか逃げるかする。闘っても無理な時は、副交感神経が動きシャットダウンする。

ここまではわかっていたのですが、空気と同じで、元々あるものは発見されないんですね。水の中に入って初めて空気が発見される。社会神経が発見されなかったのはそれが基本の状態だったから。

浅見　哺乳類、人にとっては安全安心の状態が基本、普通の状態なんですね。

田中　そうなんです。安全安心だと笑顔になり、そして迷走神経によりゆっくり肺を動かしながら、声帯で高い音を出せるようになる。つまり、迷走神経のおかげで高い音で会話ができるんですね。

哺乳類が誕生した当時は、巨大な爬虫類達の全盛時代でした。遠くにいる大きな爬虫類の動きはドスン、ドスンと低音です。また爬虫類には鼓膜はなく、高い音が聴こえません。

爬虫類に捕食される可能性がある小さな哺乳類は、高い音を出して、爬虫類に感知されない高音コミュニケーションシステムを創ったのです。高い音が聴こえる仕組みです。

迷走神経の枝である反回神経で声帯を緊張させ高音を出し、三叉神経の枝である鼓膜張筋神経で鼓膜を緊張することで高音を聴くのです。

浅見　それが哺乳類の、そしてヒトのコミュニケーションの原型なのですね。とても興味深いです！

田中　魚は水中の食物や酸素を口から吸って、鰓の部分から排出します。その鰓の開閉は同期、連動しています。

人間においても、笑顔をつくる顔面神経、嚥下を開始する舌咽神経、声帯を緊張させて高い音を出す迷走神経、首を左右に振る副神経は一つが動くと全体が連動します。逆に一つが止まると全部停止します。

物を食べる時は、顔面神経で口を開けて（アーン）、三叉神経で咀嚼（カミカミ）、舌咽神経で飲み込む（ゴックン）、迷走神経で気管に入らないように食道から胃へ、首を振りながら美味しいと感動する（ウマイウマイ！）。話すとき、歌うときも同じく連動するのです。

鰓弓神経により嚥下もできるようになるし、会話もできるようになった。

逆に言うと、表情がない、笑わないっていうことは低い音しか聴こえないということです。

浅見　それだと人との会話、やりとりが難しいわけですね。鰓弓神経が、コミュニケーション力のカギを握っているのですね。

田中　そうです。安全だから笑う。笑うから鼓膜張筋が張る。そうすると人の声が聴きとれるようになる。安全だと高い音が聴こえるんです。

浅見　そうだったのか。人の声を聴きとれるのは安全を感じているからなんですね。

田中　そうです。逆に危険だと表情を止めて、そして鼓膜張筋が弛んで低い音を探すんです。自閉症で聴覚に特性がある子は高い音を聴きとれないのではなく、外界の危険な低い音を探しているんです。不安だから。警戒して低い音を探しているんですね。それで人の声が入っていかない。

浅見　そうだったのですね。

☆安全を感じる↓笑顔になる↓鰓弓神経動く↓鼓膜張筋が張る↓高音が聴こえる↓人の声が聴こえる↓人間同士のやりとりが成り立つ

鰓弓神経がコミュニケーションの神経に作り変えられた

田中　鰓弓神経を作ったのは爬虫類の脳です。海から陸に上がることによって鰓を顔面と心肺に分けた。そしてその鰓弓神経を徹底的にコミュニケーションの神経、社会神経に作り変えたのが哺乳類です。

浅見　哺乳類は、とくに愛玩動物にもなっている犬や猫には、表情がありますが、爬虫類にはそういえば表情がありませんね。

田中　哺乳類になったとたんお母さんのおっぱいをのむでしょ。そうすると、やりとりが生まれますね。目が合ったりする。にこっと笑うのは顔面神経です。おっぱいを吸うのは、三叉神経と顔面神経。ごっくんと飲み込むのは舌咽神経と迷走神経です。

そしておっぱいをのむと笑う。にこにこしているとお母さんの高い音が聴こえる。

浅見　なるほど。社会性の原点である母子関係には、鰓弓神経が駆使されていますね。

田中　ところが危険になると笑わない。笑わないから鼓膜張筋が張らない。だから高い音が聴こえなくなる。聴覚伝道障害が起きます。緊張すると会議の人の声が聴こえなくなったりするんです。ビジネスの世界で苦労している人には多い現象です。授業が頭に入っていかない学習障害の子たちも同じことが起きていることでしょう。

こうした神経の反応は意識下で起こります。だけど症状としては、「低い音が怖くて特定の場所にいられない」とか、「外に出たくない」とか、中には「自閉的に部屋に籠る」人もいたり、そういう現象として現れる。

浅見　そうだったのですね。だから先生は「発達障害の人は顔をみればわかる」とおっしゃったのですね。

田中　鰓弓神経、特に表情を生み出す顔面神経の発達が遅れて、表情筋が薄くなっている。まさに発達障害は、神経発達症です。安全安心の環境を創り出して、会話や笑顔のコミュニケーションで鰓弓神経群の発達を促すと、自閉傾向は改善します。

☆哺乳類になって鰓弓神経を徹底的にコミュニケーションの神経にした。
☆会話や笑顔のコミュニケーションで鰓弓神経群の発達を促すと自閉傾向は改善する。

鰓弓神経を動かす練習をする

田中　繰返しになりますが整理してみましょう。

・爬虫類脳の前島が危険を察知すると扁桃体を動かします。危険をずっと感じていれば扁桃体が過活動になります。これが精神症状・身体症状を引き起こします。
・爬虫類脳の前島が安全だと判断すると鰓弓神経を動かします。笑顔が出て、社会的なやりとりが可能になります。

だからうちでは笑顔外来（正式名はセルフプロデュース外来）もやっています。

浅見　笑う練習か何かするのですか？

田中　作り笑いではダメなのです。「チーズ」とかいってわざわざ作った笑いは大脳皮質が作っている笑顔です。本当の笑顔は前帯状回が鰓弓神経を動かしている笑いです。目が笑っていないだろう、という笑いは鰓弓神経が作り出してはいないのです。

浅見　神田橋條治先生が「発達障害の人には百面相がいい」とかおっしゃっていたのですが（『発達障害は治りますか？』神田橋條治 他＝著、花風社）頬っぺたを動かすのはそんなに大切なことだったんですね、社会性を育む上で。

田中　鰓弓神経を鍛えると、前帯状回が回復して、扁桃体の過剰発火が抑えられ、そして大脳皮質が育つ。

浅見　じゃあ、扁桃体の過活動を抑えるには笑えばいいということですか？

田中　そうです。心から笑えばいい。

浅見　あと、療育整体でも、顔へのタッチはやります。とても気持ちいいんですが、それも社会性を育んでいたんですね。

田中　顔の感覚は三叉神経の三本の枝が担当します。

浅見　顔へのタッチは三叉神経を整えていたんだ。

☆笑うこと＝鰓弓神経を動かすことが社会性を育む。
☆人間同士のやりとりを可能にする。

哺乳類脳から人脳へ

浅見　さて、哺乳類脳までたどり着きました。
ここは何をするのが役目なのでしょうか。

田中　思考や感情の種を生み出しています。哺乳類脳のぐるぐる思考から、選び出された結果を人の脳に送るのです。

浅見　ここでも思考はしているのですね。犬や猫も思考していますものね。それに犬猫も鰓弓神経は使っている。笑ったり怒ったりしている。
野生の動物も、食ったり食われたりする中で思考して生きているのでしょうね。ライオンがシマウマの群れを見て一匹つかまえようと思ったりするわけですし。

田中　哺乳類脳はデフォルトモードネットワークと言います。

浅見　デフォルト？　なぜですか？

田中　もともと思考は脈絡のないものなんです。僕たちも、夢を見るときは脈絡なく色々な出来事が浮かんでくるでしょう。ああいう状態です。それが思考の基底の形態なんですね。だから基底状態、つまりデフォルトと名付けられた。

浅見　なるほど。

田中　人の脳はワーキングメモリという小さな領域です。ここに哺乳類脳が考えた思考、感情の結果が送られる、そしてワーキングメモリの活動で意識が生まれるのです。人は人の脳で考えていると思っていたけれど、実は哺乳類脳が考えて、結果だけをもらっていたのですね。

結果をもらうとワーキングメモリ、意識が動く。つまり人の脳が動いているときは、下脳の哺乳類脳であるデフォルトモードネットワークは動かない状態なのです。脳機能の基本はデフォルトモードネットワークなのです。

☆哺乳類脳はぐるぐる思考。脈絡のない考えが次々浮かぶ。これが思考の基底の状態（デフォルト）。
☆そこから選ばれたものが人の脳（ワーキングメモリ）に送られる。

浅見　我々がワーキングメモリという言葉に接するのはＡＤＨＤ関連の情報が多いのですが。

田中　ワーキングメモリは短期記憶、実行機能に関わるところです。

浅見　そこに弱さを抱えている人にＡＤＨＤ症状が現れるとされています。哺乳類脳はぐるぐる思考と先生はおっしゃいましたが、ぐるぐる思考も、発達障害、とくにＡＤＨＤやＡＳＤの人のメンタルヘルスを語るときによく使われる言葉です。

田中　ぐるぐる思考の中で、勝ち残ったものがワーキングメモリに入っていきます。「これ覚えとけ」という情報だけワーキングメモリに入っていきます。そしてワーキングメモリはとても小さいんです。数字を七つ覚えるのがやっと。

浅見　本当に大事なものだけ入っていくのですね。

田中　そうです。そしてそこに集中する。これができるのが人脳です。この人脳が働くと、下位の哺乳類脳が抑制されます。そうすると、今やらなければいけないお勉強に集中できる。

浅見　なるほど。では人脳による哺乳類脳の抑制が効いていない状態が注意欠陥障害ですね。

田中　はい。そして抑制が強すぎて新しい情報が入ってこない状態が過集中です。

☆哺乳類脳に達して思考と感情が発生する。
☆哺乳類脳の思考には脈絡がない。
☆哺乳類脳のぐるぐる思考の中で、勝ち残ったものだけが人脳に入っていく。

浅見　無駄な思考って結構大事ですよね。たいていは無駄になる情報を集めるのはとても大事。

それがある日、「これをやろう」と勝ち残っていくんです。そうするとそれに取り組んで仕事になる感じ。

雑多な情報収集って職業上も生活上も大事です。その中で、本当に重要なものを勝ち残らせるのが人脳、ワーキングメモリなのですね。

人間は魚とも獣とも捕食の仕方が違うので、哺乳類脳と人脳、そしてその下にある爬虫類脳と魚類脳、そのすべてが社会生活を営む上で大事なのがよくわかりました。

☆脈絡のない哺乳類の思考から大事なものを勝ち残らせるのが人脳。
☆ここはとても小さい。多くは覚えられない。
☆ここで勝ち残ったものに取り組むのが実行機能。

神経発達のために遊びが大事な理由

田中　神経は、以上見てきたような発達の道をたどります。

そして発達障害、現在の神経発達症は、神経の段階的発達の障害です。

『人間脳を育てる』（灰谷孝＝著、花風社）は極めて重要な書籍です。灰谷孝先生の反射理論からは、生体反射を育成するチャンスを失った状態の子どもが神経発達を促す方法がわかりますね。

安全安心の状態を確保して、他人との社会的交流を基盤に、感覚、身体運動を行う。

これが神経発達段階を再構成しているんです。

浅見　なんとなく、発達を促すのは身体アプローチだな、と察知していたのですが、脳神経内科医の先生に神経発達の仕組みを進化の過程から説明していただき

・安全安心の状態を確保して
・他人との社会的交流を基盤に
・感覚、身体運動を行う

ことが

・神経発達システムの再構築

だと整理していただけると伝えやすくなります。
進化脳の仕組みは神経発達の道筋を考えるのに大きな手掛かりとなりました。
ありがとうございます。

第三章

先天的？後天的？ストレスと神経発達の関係から治療法を探る！

治療法の究明が進んだ理由

田中　さて、第二章で進化脳の仕組みをつかんでもらったと思います。

浅見　何度も何度も読み返しが必要そうですが、一応

・脳には進化の過程に沿った階層がある。
・各階層の脳にはそれぞれ役目がある。
・上の脳は下の脳を抑制する。
・扁桃体が過活動していると精神身体症状が出てくる。

ことは理解しました。

田中　それではこの章では、「慢性的な精神症状を持っている人の脳内に何が起きているか」を説明します。発達障害の人も、そうでない人も、当てはまります。どういうメカニズムで何が起きているかをつかめば、治療法も見えてきます。

浅見　はい。

田中　浅見さんは、発達障害の人がストレスに弱いと思ったことはあるでしょう。

浅見　あります。それと、現実には何も怖くないのに「ありえない恐怖感」を抱いている人も多いですね。こちらから見ると、勝手に生きづらがっているように見えなくもない。でも進化脳の仕組みを教えていただいて、扁桃体の過活動により精神症状が引き起こされると知ると、たぶん諸事情により、「危機を感じる度合が高い脳」なんだろうなと推測がつきました。

田中　ストレスの感じやすさ一つとっても、意外と機序について説明されていないんですよね。本にも書いていない。一般書だけではなく医学書にもあまり書かれていない。たとえばこんな単純な説明がされることが多い。「ストレスがかかるとストレスホルモンが出る」

でもよく考えるとこれ、なんにも説明していないでしょ。

浅見　本当だ。

田中　いったいどういう機序でストレス反応が起きるのか？　って、実は医者も考えていないんですよ。

浅見　そうなんですか？　一般人には言ってもわからないから詳しく説明しないけど、お医者さん同士はわかっているとか、そういう話ではないんでしょうか。

田中　実は医者も「こころの解剖学」はほとんどわかっていないんです。でもそれも仕方ない面もある。だってニューロイメージングの技術が進み、脳の機能解剖が進んだのがほんの最近、二〇一〇年くらいからだから。

浅見　技術の進歩のおかげでわかったことが増えたんですね。

田中　そうです。それまでは頭をぶったぎって色が違うとかいって名前をつけていたんですね。

でも技術が進み、脳の中の代謝とネットワークがわかるようになってきて、治療法が見えてきた。そして大きかったのは、実はコロナ（COVID－19）後遺症の治療法がわかってきたことなんです。

浅見　そうなんですか？　COVID－19の後遺症と発達障害の治療が関係あるのですか？

田中　COVID－19は全身性のウイルス感染症で、血液脳関門は突破しません。にもかかわらず、後遺症には抑うつや疲労、ブレインフォグなど精神症状がある。なぜか？　それが注目されたんですね。

浅見　たしかにそうですね。実は「コロナ後遺症の一つとしてブレインフォグという症状がある」と聴いたときに私がとっさに思い出したのはADHDのことなのです。そして抑うつや疲労も、発達障害の人たちが訴える症状です。「コロナ後遺症として発達障害みたいになるのかな」と思いました。

田中　コロナ後遺症の人たちと発達障害の人たちと、症状が起きる機序は同じです。

浅見　えーっ！

田中　だから治療法も適用できます。コロナ後遺症の治療法開発が、発達障害や再発性うつ、そして慢性疲労症候群、ストレスなどの治療法を前に進めるだろうと思います。

浅見　それは素晴らしい。個人的にはうっとうしくて仕方なかったコロナ騒動ですが、少しでも果実があると思うと救われますね。

☆ニューロイメージングの技術やCOVID－19の後遺症治療が発達障害、再発性うつ、慢性疲労症候群、ストレス、などの治療法を前に進めることになった。

心は治らない。治るのは脳と身体だけ

浅見　さて、先生がおっしゃる「こころの解剖学」によると、安全安心を確保して身体を整えるのが近道だということですが、心に関してはどうですか？

田中　実は心って実態がないんですよ。

浅見　心がないって？　心がなかったら、精神科、メンタルクリニック、心理学はなぜあるんですか？

田中　心、苦しさ、辛さ、そして喜び、感動も実は実体がないです。これらは、その人を守るために、脳と身体が生み出したものなのです。実態ないものを追っても仕方がない。それを生み出す、実体の有るものを治すのです。

症状は出る。それは生体反応として出る。心が病んでいるとされて心を治そうとする。症状ばかりに注目する。でも治せるのは脳と身体だけなんです。

【ベスリの三角】

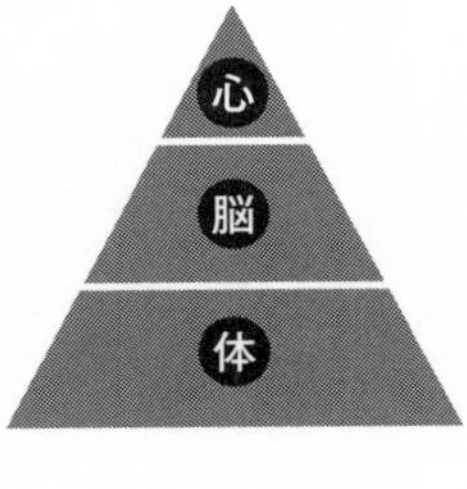

浅見　症状ばかりに注目しても、治らないわけですね。症状を出す原因は脳と身体にあるから。

田中　脳には実体があるけど、心には実体がない。だから心を治そうとしても治らない。だから「心と呼ばれる生体反応」がどのようなメカニズムで起きているのか、身体と脳がどう関わっているのか、究明が必要です。

そしてこの章では、ストレスを感じたとき脳の中で何が起きているかを説明します。それが神経発達に関わってくるからです。

浅見　そうなのですね。神経発達はストレスに左右されるのですね。

☆心の病気とみなされても、治るのは脳と身体だけ。心は「脳が生み出した」生体防御反応。
☆ストレスは神経発達にかかわってくるので、ストレスを感じた脳がどのような動きをしているのか知るのは大事。

ミクログリア症　ストレス対応

田中　そして慢性的な精神症状のメカニズムを説明するとき、ミクログリアという細胞が関わってきます。

浅見　新キャラ登場ですね。誰ですかミクログリアって。悪者ですか？

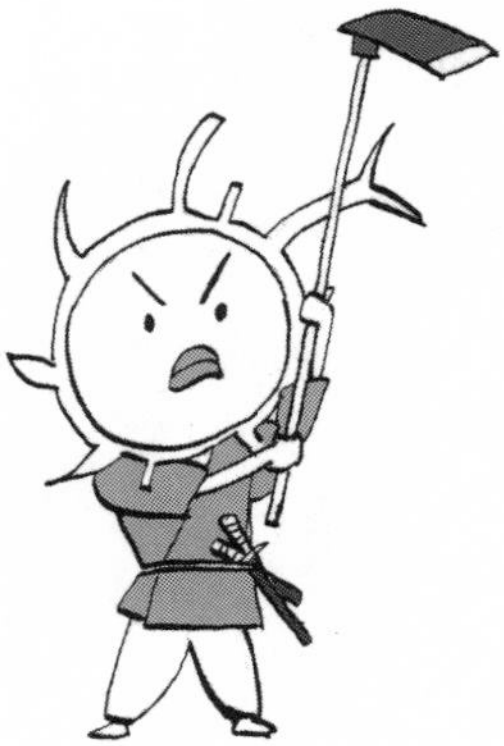

田中　浅見さんが知らないのも無理はありません。医者ですら「ミクログリアが何をやっているか」を知らないことがほとんどだから。

ミクログリアは悪者ではありません。脳の中の免疫細胞です。生体は外胚葉、中胚葉、内胚葉と三つの部分から創られます、脳神経細胞は基本外胚葉からできます。それに対してミクログリアは脳内唯一の中胚葉由来の免疫細胞なんです。

POINT

中胚葉？　外胚葉？

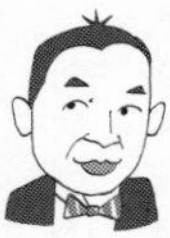

身体は最初一本の管、チューブのような形から成長します。外側を外胚葉、内側を内胚葉、その間が中胚葉と呼ばれ、外胚葉から皮膚や脳神経、内胚葉から消化管、その間の中胚葉から筋肉や免疫・血液細胞ができます。その免疫細胞の一つとして脳内のミクログリアがいます。脳の神経細胞は基本外胚葉由来、唯一ミクログリアだけが中胚葉由来と特殊な存在です。

浅見　免疫細胞っていうことは、人体を守る、いいやつなんですね。

田中　ミクログリアは脳内の異物のお掃除係でもあるんです。

浅見　なんのお掃除をしているのですか？

田中　ばい菌とか死んだ細胞を掃除しているんです。そして子ども時代に、不要になったシナプスを刈り取る（プルーニング）するのもミクログリアの役目です。自閉症の人はここの刈り取りがうまくいかないというのはご存じでしょう。

浅見　有名な話ですよね。自閉症の人は頭が大きいという話もありますね。

田中　ミクログリアが弱いとシナプスが多すぎる状態になって発達障害の原因になると言われています。それくらい重要な細胞です。

浅見　でも心の症状を引き起こすのもミクログリアなんですよね。そんないいやつらがなぜ病気を起こすのでしょうか？

田中　実はミクログリアは変身するんです。

普段は神経を保護するＭ２型（保護型ミクログリア）なんです。脳神経を守るために、触手

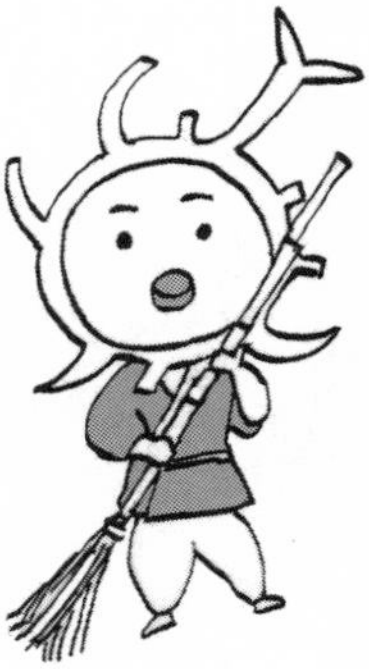

を伸ばして、優しく見守ってくれている。脳神経に異常がおこるようなことがあれば、それを優しく手当してくれます。

　それが脳内の異常、異物があるとＭ１型（攻撃型ミクログリア）となり、脳内の掃除を行う。基本的に脳、脳神経を守るための細胞なんです。

浅見　普段は見守り、汚れがあるとお掃除をする。やはりいいやつに思えるのですが。

田中　そして、敵が来ると武装勢力になるのです。

浅見　武装勢力？

田中　免疫細胞は、ばい菌やウイルスなどの敵が身体に侵入したら、敵が来たぞと号令（サイトカイン：細胞同士の通信用手紙）を出します。この号令で、全身の免疫細胞が敵の攻撃に対して防御態勢をとる。免疫細胞であるミクログリアも槍をもって敵の攻撃を待っている状態となります。

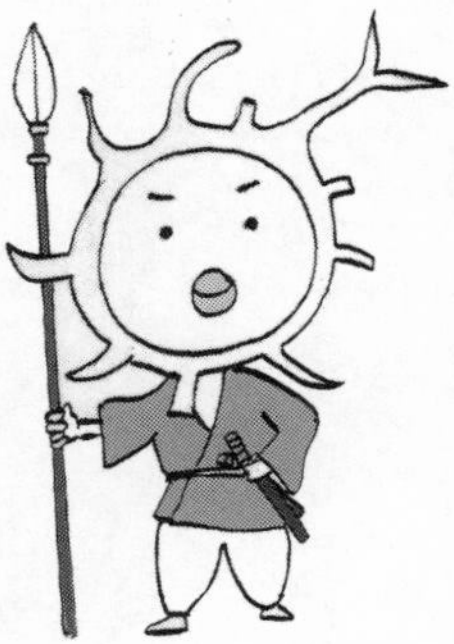

☆ミクログリアは脳の中の免疫細胞。
☆普段は優しい見守り係。
☆汚れがあるとお掃除をして、ばい菌や死んだ細胞、無駄なシナプスを片付けている。
☆敵が来ると防御のための武装集団になる。

浅見　なんか江戸時代の農村で普段は畑を耕しているけど敵襲があると鍬を武器に持ち変える、みたいな感じですね。

田中　そうですね。そして敵が去り、平時になると見守り業務に戻るんです。普通はね。ところがグルココルチコイドという耐ストレスホルモンが恒常的に高いと……。

浅見　グルココ……？　すみません。長いのでグル子でいいですか。

それで、グル子は何をする人なのですか？

田中　グルココルチコイドは生体を守るために動くんです。ストレスに耐えるためのホルモンです。それぞれの人をストレスから守るためにいる。

敵襲があったとき、短期決戦なら自律神経を動かせばいいんです。交感神経を活性化させて闘うか逃げるかする。

浅見　扁桃体の役目ですね。

田中　そうです。けれども長期戦になると別の戦略が必要です。短期戦では自律神経を動かしていた扁桃体は、長期戦なると視床下部の室傍核という部分に作用して、グルココルチコイドを増やすのです。

グルココルチコイドは血圧を上げ、血糖値を上げて、貯蔵した栄養分をグルコースに変えて継続的な闘いに備える役目をします。

でも終わると速やかに下がるんですよ、普通はね。

この仕組みをネガティブフィードバックと言います。

人間の身体には、陰陽の仕組みがあって、亢進すると鎮静するようにできている。

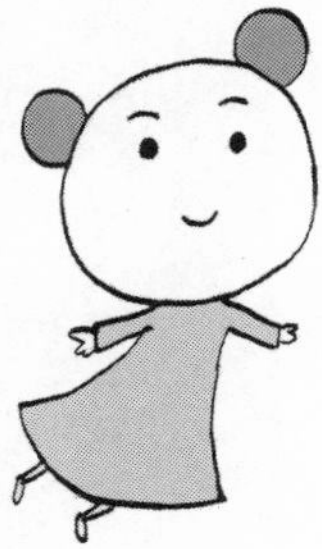

浅見　うまくできていますね。

ずっと血圧、血糖値を上げていると不健康ですものね。

危機が去ったら自然に下がるんだ。


田中　ところが発達障害の人とか、再発性うつ、慢性疲労症候群の人とかは、それが自然には下がらないんですね。

危機が去っても、グル子くんが「まだ危ないんじゃないか」とそこに居続ける感じです。

まだ敵が来ると警戒を解かない。

浅見　ああ、発達障害の人の呈している状態像とその説明はぴったり符合しますね。

☆発達障害や再発性うつ病の人の脳内では、耐ストレスホルモンが恒常的に高止まりしている。
☆「ネガティブフィードバック」が効かない。

ミクログリア症　ネガティブフィードバックがかからない

田中　仕組みを説明しましょう。
ストレスがかかると、ＨＰＡ軸、すなわち

・視床下部
・下垂体
・副腎皮質

が連動して副腎皮質ホルモンであるグルココルチコイドを上げる。

浅見　グル子は副腎皮質ホルモンですか？　アトピー性皮膚炎とかに処方されるステロイドと同じ？

田中　そうです。

浅見　ちょっと身近になりました。ステロイドなら処方されている人はたくさんいるので。
要するに炎症を抑えるわけですね。

田中　身体に炎症があるから外から塗るんですね。それがアトピー性皮膚炎におけるステロイド治療です。
同じようにグルココルチコイドは本来炎症を抑える物質です。
つまり炎症が高いならグルココルチコイドが高いのは当たり前なんです。
発達障害の人は、血糖・血圧が高いとか、内分泌系ではグルココルチコイドが高いとか、CRPの数値、炎症所見が高いとか、それはデータとしてあるんです。
浅見　そうだったのですか。知らなかった。まあ慢性ストレスを感じていたらそうかもしれませんが。
田中　ところが、炎症が高いから、その炎症を抑えるためにグルココルチコイドが高いのではなく、どうやらストレスが去ったときも、グルココルチコイドが高止まりすることがわかってきました。
浅見　つまりずっと警戒体制である、と。
田中　そういうことです。

☆発達障害の人の脳の中は、ずっと警戒態勢で、耐ストレスホルモンであるグルココルチコイドが高止まりしている。

ミクログリアが暴走する

田中　そしてこれは京都大学の生田宏一教授が発見したのだけれど、本来抗炎症性のグルココルチコイドを先に炎症細胞が受けると炎症反応が強くなるのです。グルココルチコイドは免疫細胞に、いつ敵から攻撃が来てもおかしくないぞ！　とメッセージを送ります。敵への防御態勢を敷け！　楯や槍の準備をするように！　と指令を出すのです。

整理しましょう。

敵が来るから準備しろ、とグルココルチコイドが指令を出します。

そうすると脳内のミクログリアも見守り係から防御武装集団になる。

そこに敵が来たぞ！　とサイトカイン情報が飛んできて、武装集団は武器を振りまわす。ところがＣＯＶＩＤ－19等の敵は、脳の堅固な血液脳関門を突破できない。

浅見　防御の準備をしているのに敵がいない。

田中　そうなのです。そうするとどうなるか？

敵がいないと、領内の活動性の高い住民（神経細胞）を傷つけてしまう。武装解除のできないミクログリアは暴走して、活動性の高い神経細胞やシナプスを貪食（食べて消化）し始めるんです。

これが脳の炎症です。

おそらく発達障害の人の脳内では、慢性的にこういうことが起きている。

浅見　ふむふむ。常に敵の襲撃を想定して緊張した状態なんですね。ストレスが高い人の脳の中ではそうなっている。つまり、見守り係がいつも武装している。

☆グルココルチコイドが高止まりしていると、免疫細胞であるミクログリアが暴走して、正常な神経細胞を貪食し始める。

ミクログリア症　免疫細胞による貪食と症状

田中　大脳皮質の中で活動性が高いところは人脳。すなわちワーキングメモリ、その中心である背外側前頭前野（dlPFC）です。

ミクログリアがここを食ってしまうと、ワーキングメモリ障害、つまりブレインフォグ、集中力障害が起きる。

浅見　まさにADHD様の症状ですね。実行機能が阻害される。

田中　そうなんです。

そして大脳皮質の下には安全危険を判断する場所がありましたね。

爬虫類脳の感覚野である前島。情報を集め、身体予算を管理している。内外からの情報を集め、エネルギーをどのように振り分けるか、つまり生命維持に使うか活動に使うか管理しているわけですね。これを新しい心理学である構成主義的心理学では身体予算管理と呼びます（→67頁参照）。

ここもぐるぐる動いている。だから攻撃される。

浅見　そうか。活動性の高いところが攻撃されるのか。

田中　そうです。

安全か危険かを判断する爬虫類感覚野、すなわち前島が攻撃されると疲労感が出ます。その前島から安全か危険の情報を常に送られている爬虫類運動野である前帯状回も活動性が高いので攻撃されます。運動野なので傷害されるとやる気がなくなってしまうと考えています。

前帯状回は鰓弓神経を動かしていましたね。ここが傷害されると鰓弓神経不全になり、つまり笑顔がなくなります。

浅見　そして社会性が低下する。

田中　そうです。よく理解されましたね。

浅見　先生とは既に何度もお会いしてお話を伺っています。何度も聴くとさすがに理解できるようになりました。

田中　ありがとうございます。まず専門用語でなく、全体を理解することが大切です。いったんまとめると、過剰に反応しているミクログリアは、脳内の活動性の高い爬虫類脳の感覚野である前島と、運動野である前帯状回を攻撃します。そして両者の機能低下が「扁桃体症候群＝メンタル身体・精神症状」を起こすのです。

コロナ後遺症にまず嗅覚障害、そして物忘れ、健忘が多いのも、脳の中で唯一（唯二？）神経細胞の新生が起こるのが嗅覚神経線維と海馬の記憶部位だからなんですね。神経細胞の活動性が高い部分がミクログリアに傷害されて起こるのです。

浅見　前島にしろ、前帯状回にしろ、嗅覚にしろ、人体のモニター装置ですよね。だからずっと活動している。そういうところが攻撃されやすいのですね。

田中　そういうことです。

☆活動の高いところは暴走した自らの免疫細胞に攻撃されやすい。
☆それが症状につながる。

・ワーキングメモリへの攻撃↓ブレインフォグ、集中力障害
・前島への攻撃↓疲労感がでる
・前帯状回への攻撃↓やる気がなくなる

ミクログリア症仮説誕生

浅見　発達障害の人がストレスを感じやすいということは観察の結果わかっていました。発達障害脳の結果がストレスの感じやすさかと思っていたのですが、どうやら原因にもなっているのですね。

だから逆に、ストレス要因を取り除くと実行機能が取り戻せる。社会性さえ回復する。それも見てきたことです。

田中　もともとストレスが強いから、ストレス刺激が入ってきたとき、よりそれが止まらずに強くストレスを感じるようになってミクログリアが脳を攻撃するんですね。

これが「発達障害＝ミクログリア症」仮説です。

発達障害の人のミクログリアの機能が悪いという仮説はここから導き出されます。

浅見　その仮説に基づいて先生は治療をなさって効果を確かめているのですね。

田中　科学というのは全部仮説なんです。後から否定されるものもあります。

浅見　そうみたいですね。後から否定されても、あんまり一般人には大っぴらに知らせてくれないんですけど。COVID－19に関しても、発達障害に関しても。だから私たちは、こうやって自ら情報を取りに行く必要があるわけで、この本もその一環なわけですが。

田中　もちろん僕のも仮説です。実験して否定できるものを科学と呼びます。それをまとめて仮説に基づいて治療しています。

もっとも、生理学ではこうやって脳の炎症が起きるのだと、昔からわかっていました。基礎的な知識でした。それがニューロイメージングの技術の発展とコロナ後遺症の知見で、発達障害と結びつきました。

☆ミクログリアの暴走＝ミクログリア症が起きているという仮説で治療を進めて効果を上げている。
☆それを発達障害の治療にも適用する。

なぜストレスが高止まりするのか？　エピジェネティクス

田中　そしてなぜ、グルココルチコイドが高止まりして、その結果ミクログリアが燃え上がるかというと、ここにエピジェネティクスが関わってきます。

浅見　エピジェネティクスという言葉は、時々聴きます。が、どういうものかはっきりはわかっていないのでぜひ教えてください。理解できるかどうかわかりませんが。

田中　一般の方にわかりやすい本を作りたいので、難しくなったら申し訳ないですが、一気に行きましょう。

遺伝子疾患には、ダウン症のような遺伝子そのもの異常と、遺伝子には異常はないけど、遺伝子からの情報発現に異常を起こすものがあります。エピジェネティクスとは遺伝子自体には異常がないけど、遺伝子から創られる物質を創る情報に異常を起こす仕組みのことを言います。つまり遺伝子は正常なのに、その情報の写しに異常が起こることを言います。

その結果、免疫やホルモンの異常、そして長期的な神経発達の異常が起きたりします。

浅見　遺伝子の異常ではなく、遺伝子からの情報に異常があるということですか？

田中　そうです。

浅見　その原因は何なのでしょうか？

田中　胎児の時の感染など母体へのストレス、誕生後生育期の長期的ストレスが考えられます。それが子どもにも影響を及ぼし、遺伝子情報を写し取ります。母体が感染症やDV等の強いストレスを受けると、発達障害の発症率が高くなることもわかってきています。

浅見　たぶんそうなのでしょうけど、発達医療からはそういう情報が出てこないんですよね。

田中　通常であれば染色体は二本なのに、二十一番目の染色体が三本あるダウン症などは、はっきりとした遺伝子異常としてこれまでもよく知られていました。

でも、遺伝子には異常がないけど遺伝子の情報を写す仕組みの中で、異常が起きることがあります。またまた専門的になってしまうけど、DNAメチル化、ヒストン修飾、マイクロRNAなどの異常が起こります。その結果、エピジェネティクスという病態になるのです。

☆発達障害の人の中には遺伝子の異常のせいではなく、遺伝子の発現の異常のせいで発達障害になっている人がいるだろう。

後天的な発達障害？

浅見　じゃあ発達障害は、後天的なんですか？

田中　後天的な人が多いと思っています。純粋に生まれつきだから治らないというのは、いても少数で、基本は間違いだと思っています。だから原因を探れば治療法が見えてきます。遺伝子の異常ではなく、遺伝子の発現の異常だから。

浅見　先生、それ、爆弾発言ですよ。

田中　僕らが認識を新たにしたのは、小さい頃にストレスを感じたことで、気持ちを抑制しつづけたり怒りやすくなったりする人たちを観察してきたからです。

浅見　それはそのとおりです。当てはまる人はたくさんいます。

田中　たとえば子ども時代にいじめられたとか、そういう後天的に起こった環境異常が、エピジェネティックに遺伝子の発現に問題を起こす。

いじめ体験がトラウマになることは珍しくなく、これまでは「いじめられた記憶が残っていたから問題出現するんだろう」と思っていました。

でもそうではなく、そういう反応をすることで生体を守った。その反応の結果遺伝子の発現の異常が起きたんだろう、と考えるようになりました。これがエピジェネティクスです。

浅見　いじめを体験するのは幼児期以降ですが、胎児期、乳児期の発現要因もありますか？

田中　もちろんです。

浅見　胎児期、乳児期に遺伝子の発現異常を起こす原因としてはどのようなものが考えられますか？

田中　強度な感染症、物質曝露、低栄養、機能不全家庭、虐待、ネグレクトなどが考えられます。これを全て逆境的小児期体験と呼びます。

浅見　エピジェネティクスはいいニュースでもあります。後天的だから治る可能性がある、という意味で。

でも悪いニュースでもあります。なぜなら発達医療の人たちが巧みに避けてきた「親に原因があるかもしれない」という疑念を揺り起こしてしまうという意味で。

逆境体験という言葉に、発達障害の世界は強く揺さぶられるんです。

親のせいで障害が起きたようなイメージが付きまとうので。

田中　親も必死に生きてきた。その中で、よかれとして、生き残りに必死で様々なことをやった。親は努力した、しかし子どもの反応としてストレスを感じた。親の行為でなく、子どもの反応性が重要なのです。同じ環境に居ても、反応性が違う。その結果として、遺伝子の発現異常が起き、発達障害になったかもしれない。

だったらそれを治せばいいんです。

☆逆境的小児期体験でエピジェネティクスが起きる。
☆でもそれは親も必死に生きてきた結果。
☆原因を探り、治せばよい。

浅見ひとりごと

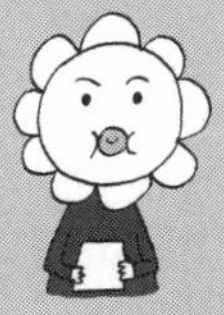

遺伝子の異常ではなく遺伝子の発現の異常。
後天的だから治る（かもしれない）。
遺伝子の発現の異常を起こすものは胎児期・小児期の逆境体験。
原因を探り、治せばよい。

これは田中先生爆弾発言をなさったな。

受け止められない人もいるだろう。

田中先生によると精神科医はいい人が多いそうだけど、心優しき精神科医の方たちはこれを言うのを巧みに避けてきた。

発達医療の人たちは、親御さんを傷つけまいと必死だから。

だから事実を黙して語らない。全員が生まれつきで、全員が治らないことにする。それに対し田中先生は症状が後天的で治るかもしれない可能性を提示されている。

でも逆境体験って、親から与えられるとは限らない。

花風社ではコロナ禍のさなかに『ポストコロナの発達援助論』（大久保悠＝著）という本を出した。著者は元施設職員で現在は民間で療育のお仕事（てらっこ塾）をされている大久保悠氏。二〇一一年生まれのお子さんを持つお父様でもある。

大久保氏によると、周囲の保護者や保育士、教師など現場の人たちの感覚として、東日本大震災の年に生まれた子ども達が怖がりであるという実感があるということだ。

311チルドレン問題。それは確実にあるらしい。

未曾有の災害の中で産前産後の時期を迎えたお母さんたちは、不安の中に生きていただろう。

大震災が起きたのは誰のせいでもない。親のせいでは決してない。でも大震災が確実に子ども達のメンタルに影響しているという実感を現場は共有しているようだ。

同じように今後は、コロナ禍の影響がわかってくるかもしれない。

コロナ禍の間にお子さんを生んだお母さんたちは、感染におびえ、ＰＣＲ陽性だったら帝王切開という措置におびえ、そして分娩時もマスク強制だった。家族の付き添いも許されなかった。子ども達は世界のどこの国より厳しい制限を受けた。そういうことの影響がないとはそれこそ否定できないのが科学ではないのだろうか？

なぜこれを私が持ち出すかというと、今後コロナ禍の影響で発達が遅れたに過ぎない子どもたちが、生まれつきの障害と決めつけられ、一生、あるいは長期にわたり薬漬けにされるのを恐れるから。その事態は絶対に避けたい。

また、物質曝露にせよ、母親の喫煙等だけではなく、農薬の影響も大きいと『発達障害の原因と発症メカニズム』（黒田洋一郎・木村－黒田純子＝著、河出書房新社）に書かれている。この本は神田橋先生の推薦で、我々仲間はみんなで読んだ。日本では諸外国で許可されていない農薬が使われているらしい。

日本で普通に売っているスナック菓子を他国で売るときには発がん性のある物質が使われていると注意書きを義務付けられていたりするらしい。日本は農薬天国、添加物天国でもあり、どっちも神経発達にいい影響があるとは思えない。

「幼児期の逆境体験で遺伝子の発現に異常が起きる」のが発達障害の原因だとしたら、それは親のせいだけではなく、社会や自然の中にもその原因があると思う。

「逆境体験」の定義は広くとっておいた方がよさそうだ。

言葉以前の治療の大切さ

田中　浅見さんも同意してくれると思うのだけど、発達障害は脳の深いところにある障害ですね。進化脳で言えば、大脳皮質でなく、扁桃体や爬虫類時代の前島、前帯状回の障害。これは、トラウマも同じです。

だから、言葉だけでは治らない。言葉だけの心理療法では治りにくいのです。それゆえに欧米ではソマティックエクスペリエンス（Somatic Experiences）やブレインスポッティング（BSP＝BrainSpotting）、プロセスワークなどの身体心理療法が急速に広がっています。

発達障害の基盤には、ACEs（逆境的小児期体験）があり、そのために生育期トラウマがあるとされています。そして欧米の発達障害の心理療法としては、ソマティックエクスペリエンスが最も選ばれているんですよ。ソマティックエクスペリエンスには複雑性トラウマ治療効果があるからだと思っています。

浅見　やはりそうですか。

まずトラウマ治療ですよね。しかも言葉以前の。

ところがその「トラウマ」を広くとらないと、また親御さんたちが傷つくので、そういう説明を省くためにトラウマは関係ないことにしているのが現在の日本におけるスタンダードな発達医療だと思います。

でも花風社は違うんですけど。

「ありえない恐怖感」を取り除いて神経発達を促そう、そのためには身体アプローチだ、という提言をずっとしてきたんですけど。

神田橋條治先生は胎児期愛着障害という概念を提唱されています。また先生も評価してくださっている『人間脳を育てる』では恐怖麻痺反射という概念が提唱されています。どちらも胎児期に母体にストレスがかかったことの影響です。だからこそ言葉以前の治療が有効なのだと。

田中　言葉以前の治療が有効、という意味には二つありますね。

言葉による・よらないはとても重要な分岐点です。

まず傷害を受けたのが、言葉を知っている段階かどうかは重要です。言葉によって世界を切り分けていくので。

言葉を知る前、一歳児、二歳児の愛着障害は、言葉の世界でできていないから、言葉の治療は効きにくい。

でも言葉以前というだけではなく、エピジェネティクスにより全身性の障害になったから、言葉による治療だけでは効果がないとも言えるのです。

浅見　なるほど。遺伝子の発現異常による全身性の障害だから。

☆発達障害は全身性の障害。
☆そう了解して治療方法を組み立てていく。

腸内と脳内の関係があるのは当たり前

田中　全身性の障害だからこそ、腸内環境も関係があります。腸の調子を整えると、精神症状がよくなるのは当たり前なんです。ウイルス感染や、腸内細菌が炎症を起こす悪玉に傾いたりすると、炎症性サイトカインが産生されます。

浅見　炎症性サイトカインは腸内からも出ているのですか？

田中　先ほども説明したように、サイトカインとは、離れた臓器にいる仲間細胞、特に炎症細胞同士に、血液や神経をとおして連絡する手紙です。炎症性サイトカインは、敵が来たぞ、だから防御反応である炎症を起こせという指令です。

浅見　「炎症を起こせ」というお手紙のことを炎症性サイトカインと呼ぶのですね。

田中　腸管や気管支・肺、その他臓器に起こった炎症は、まさに今闘っている炎症細胞からのサイトカインを出して、全身の仲間に指令を送るのです。

例えば腸内の炎症性サイトカインは、腸内の情報を脳に送る迷走神経を通じて脳内のミクログリアを活性化します。そのミクログリアが、活動性の高い正常な脳神経を傷害して、抑うつや疲労感を起こす。これが脳腸相関とも呼ばれるものです。

浅見　なるほど。

田中　ストレスがかかると下痢や便秘を起こす。また過敏性腸症候群の人はうつ病になりやすいなど、腸と脳が迷走神経でダイレクトにつながっているんですよ。

浅見　それも、心優しい精神科の先生たちが黙っていたことです。たぶん、お母さんたちが料理やなんかに苦労するのを避けたいという心づかいだと思うんですね。その心づかいのおかげで、「先天的な脳機能障害で一生治らない」ことになっていた。

この章で先生に習ったことは、福音であるには違いないけれど、これまでの方針を転換させるものだったと思います。

私はこれまで、少数の治すことができる専門家たちを見ていて、「この人たちには先天性とか後天性とか関係ないんじゃないかな」と感じたことが多々ありました。

きっと田中先生がやっていらっしゃること、そして今後発達障害の人に広げていこうとしていることも、そうなんだと思います。

先天的でも後天的でもどっちでもいいです。本人が生きやすくなればそれでいい。

次章では「症状ではなく原因を治す」治療というものはどういうものか説明していただきます。

とても楽しみです。

第四章

医療を卒業してもらうための医療を提供する！

発達障害を神経疾患ととらえて治療する

浅見　さて、田中先生の発達障害論の画期的なところは以下のとおりですね。

1　全身性の障害である。まずは身体と脳から治す。
2　遺伝子の異常ではなく、後天的なエピジェネティクス、遺伝子発現の異常である。後天的であるので、その後成長期、成人になっても治療可能である。
3　神経発達症として「こころの解剖学」で理解すれば治療法が見つかる。

先生は、ビジネスマンの職場不適応の問題を医師として解決したいと願い、そこで実績を上げられた。

それと同じ手法で、発達障害の人たちを「医療の要らない状態」にするという目測を持っておられる。

まずは、メンタル面の問題を抱えたビジネスパーソンが「医療の要らない状態」になるための治療はどういうものか、教えていただければと思います。

原因を治せば再発しない

田中　はい。

職場不適応を起こしたビジネスパーソンがメンタルクリニックに行くと、まず普通は診断書が出て休職、必ず薬が出ます。薬の効果があればいいんですが、なければ次の薬が上乗せされます。その結果多剤併用になっていくことが多いんです。そして仮に復職出来ても五十七パーセントが再休職になります。そして一生薬をのみなさいと言われます。

昔、口の悪さで有名な医師会長、武見太郎さんが精神医療のことを「牧畜医療」と言っていたのが是正されていないんですね。

浅見　まさに、将来性のある人たちが「牧畜医療」に囲われてしまっているからなんとかしたいと思って本を出してきたんです。改善する可能性がある人たちなのに、幼い頃に診断され、薬が出されて一生のみなさいと言われることも多くて。そして社会で活躍する可能性を伸ばせず支援の囲い込みに入れられてしまう。

投薬だけでは効果が限定的な理由

田中　浅見さんに、なぜ薬が効かないかの話はしましたっけ。
浅見　まだきいていません。
田中　じゃあそれを話しておきましょう。
たとえば抑うつ状態だとうつ病と診断され抗うつ薬が、不安を訴えると不安障害と診断され抗不安薬が出されます。
つまり「症状 → 症状病名 → 診断 → 症状を治す薬」が出されます。この事に患者様、そして処方している医師自身もおかしいと感じていない。
薬は症状をなくすために、つまり「症状病名を治す」ために使われているんです、原因を治すためではなく。

浅見　？

田中　うつ病の診断基準をお見せしましょう。

DSM－5の診断基準がこちらになります。

以下の症状のうち、少なくとも一つある。

1　抑うつ気分

2　興味または喜びの喪失

さらに以下の症状を併せて、合計で五つ以上が認められる。

3　食欲の減退あるいは増加、体重の減少あるいは増加

4　不眠あるいは睡眠過多

5　精神運動性の焦燥あるいは制止（沈滞）

6　易疲労感または気力の減退
7　無価値観または過剰（不適切な）罪責感
8　思考力や集中力の減退または集中困難
9　死についての反復思考、自殺念慮、自殺企図

追い込まれた時には誰でも持つような九個の症状から、五個以上が二週間続けばうつ病と診断されます。逆に四個以下になれば「うつ病でなくなる」のです！

つまり、原因は問わずに二週間継続した症状だけを見てうつ病の診断を下しているのですね。

浅見　なるほど。症状が一個減っただけでも診断基準から外れることもあるんですね。そして診断基準から外すために症状に対応しているが、実は根本は治っていない。

田中　そうなんです。うつ病でなくなる。診断基準になっている症状が一個減れば、例えば睡眠導入剤で睡眠障害が治れば、うつ病でなくなる。診断の仕組み、原理原則ではそうなります。診断基準にとらわれると、うつ病を治すため症状に対して薬を出していく。うつ病と言う本態でな

く、うつ病という病名に対して治療するようになってしまう。

浅見　でも本人の中につらさが残れば、それは治っていないのでは？

田中　その通りです。原因は消えていないので、症状はさらに強く発現し、不安定な状態が続きます。

浅見　だから再発するんですよね。だったら症状ではなく原因を治そうよ、ということですね。ところで、先生は薬を使わないのですか？

田中　使いますよ。症状にはきちんと対応する必要がありますので。けれども薬に頼ることはしません。当然症状が収まれば薬は中止です。

☆症状だけではなく原因に働きかける治療をする。

症状には内的要因と外的要因がある

田中　ちなみに、精神不安定な状態とはこういう仕組みで起こります（↓次頁）。原因と結果、時間的因果関係をしっかり理解することが大切です。

症状には必ず原因があって、二次的に結果として起こったものです。だから治療ターゲットは原因なのです。

その原因には二つあります。外的環境と内的要因です。厳しい仕事や上司などの「外的環境」と、個人の環境への反応「内的要因」の相互結果として起こる。だから外的要因を診断書、すなわち休職や配置転換の指示でなくせば症状がなくなるはずですし、内的要因を示すベスリの三角を適正化することでも症状はなくなります。

☆症状は「外的要因」と「内的要因」の相互結果として起きる。
☆なのでその両方を治す。

身体症状・精神症状

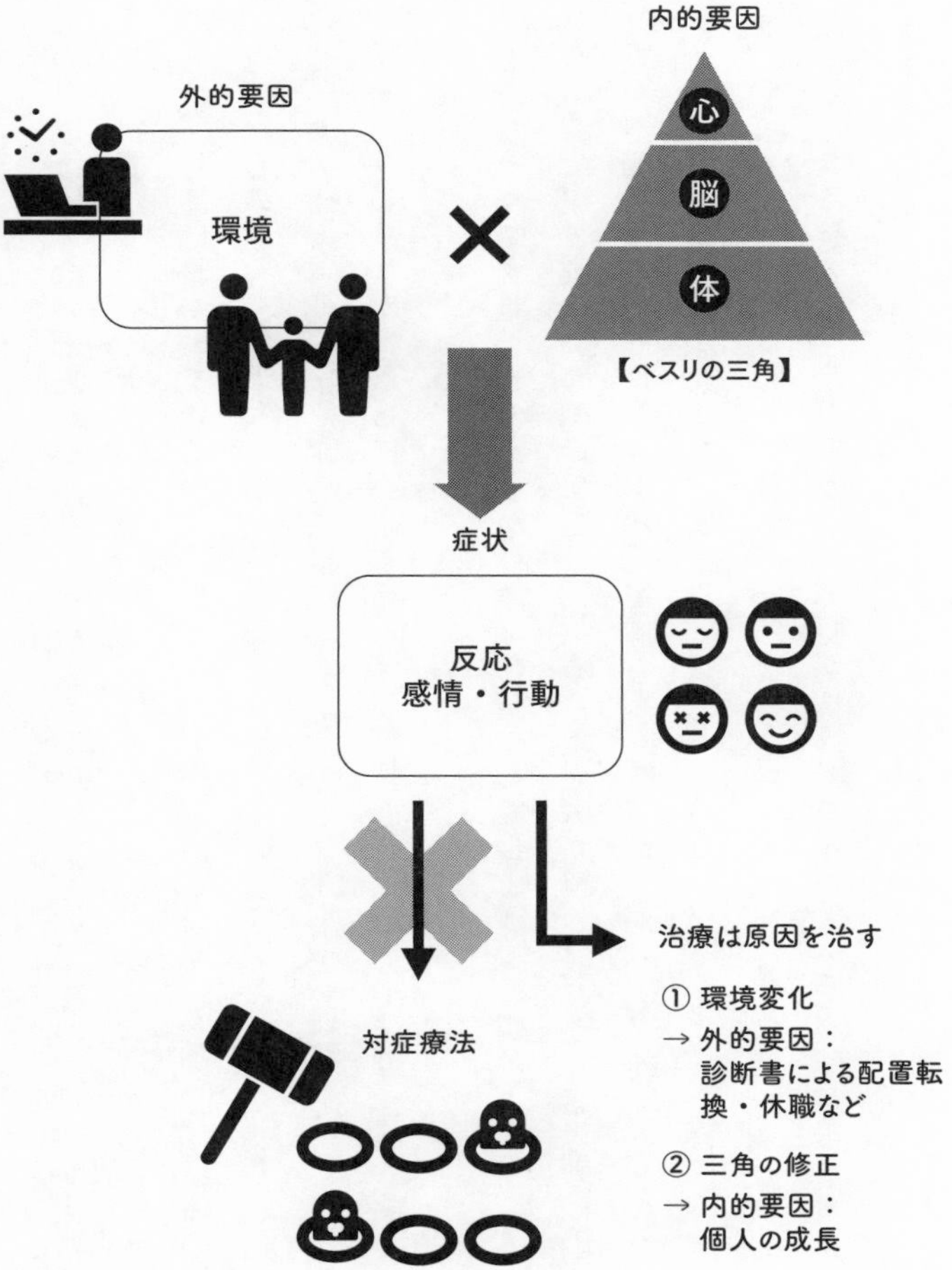
外的要因
環境
内的要因
心
脳
体
【ベスリの三角】
症状
反応
感情・行動
対症療法
治療は原因を治す
① 環境変化
→ 外的要因：
診断書による配置転換・休職など
② 三角の修正
→ 内的要因：
個人の成長

浅見　この身体・脳・心の三角がベスリの三角と呼んでいるものですね。身体が土台にあるということですね？　その上に脳が乗っかっていて、そしてその上に心がある。

田中　心、脳、身体は繋がっているのです。心は脳が生み出します。その脳は身体の一部として、身体からの栄養や酸素などの供給を受けて動いています。お腹がすくと、脳の唯一の栄養源であるブドウ糖が不足するので脳は不安定になる。最初はイライラしたり怒りっぽくなったりしますが、さらに不足すると低血糖状態になる。つまり意識がなくなるのです。

浅見　逆もありそうですね。心の不調が身体をむしばんでしまうことが。

田中　そう、心配事で心はいっぱいになり、ぐるぐる思考が続く。ぐるぐる思考は脳の神経伝達物質を枯渇させる。セロトニンが不足すると覚醒度がさがり、ノルアドレナリンが不足するとやる気や集中力がなくなります。そしてドーパミンが不足すると喜び感がなくなります。中でもセロトニンは睡眠物質であるメラトニンの原料です。だからセロトニン不足がメラトニン不足となり眠れなくなり、脳が疲れて、イライラや心配が止まらなくなります。

浅見　そのように、身体、脳、心は繋がっている。

思考と生活の悪循環

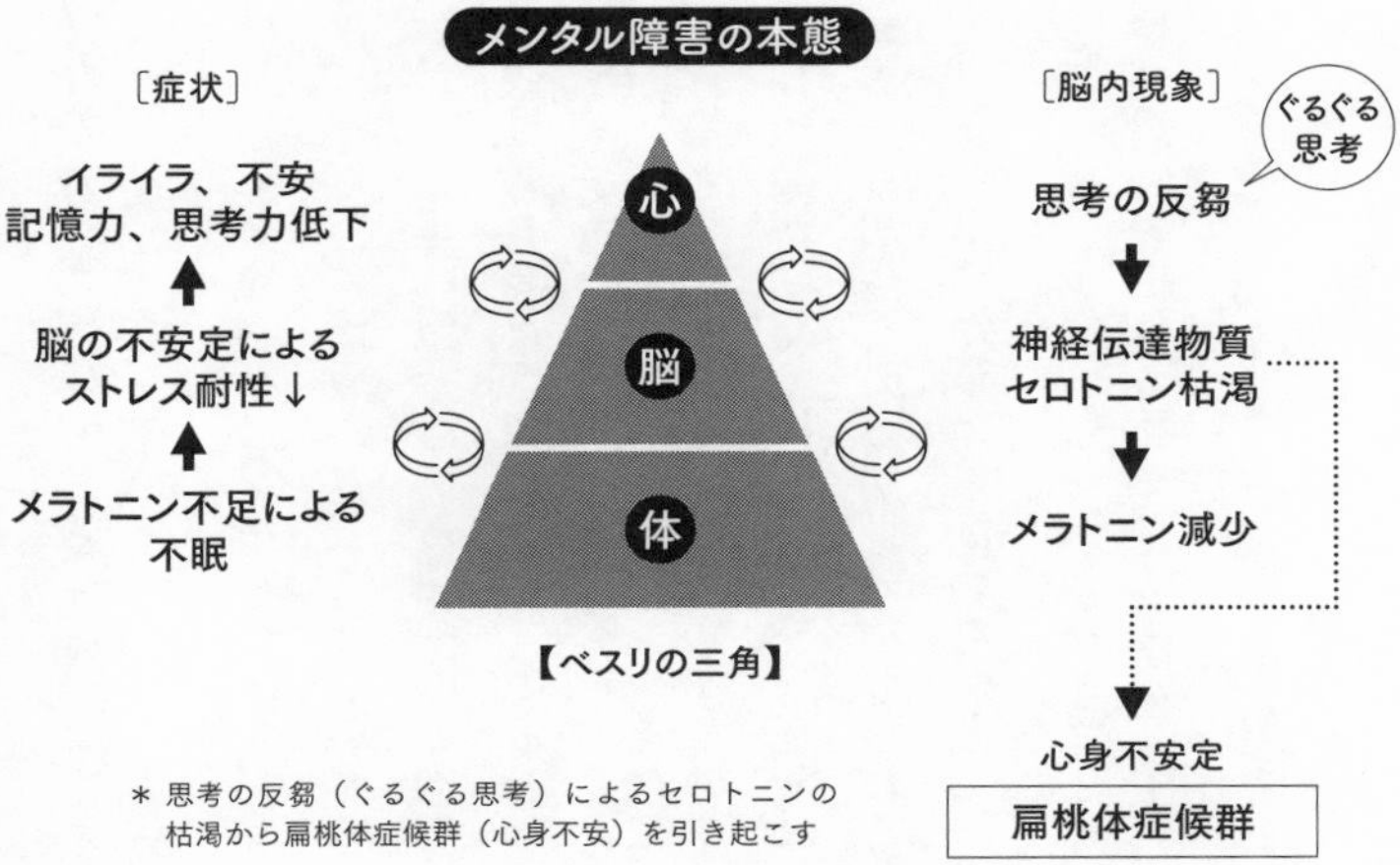

＊ 思考の反芻（ぐるぐる思考）によるセロトニンの
枯渇から扁桃体症候群（心身不安）を引き起こす

田中　心、脳、身体はどこかが壊れると全体が壊れ、どこでもよいので正常化すると全体が正常化していくのです。一番壊れたところでなく、まず治しやすいところから治すのが治療のコツでもあります。

☆心、脳、身体はつながっていて相互作用しているので、治しやすいところから治すのが治療のコツ。

薬以外の方法がないと薬に頼らざるを得ない

田中　けれども一般的なメンタルヘルスの現場では薬だけで治そうとする。じつは保険診療自体に、薬以外の治療がほとんどないからですね。症状をとることで、うつ病を治してあげたいという強い気持ちから薬中心の治療になってしまうんです。

対症療法である薬だけで治療しているのは、医師の責任でなく、国の方針に従って一生懸命治療に当たっているとも言えます。

浅見　そもそも、抗うつ薬は効果があるのですか？

田中　抗うつ薬が効くのは三割です。三割は効果があるけど七割は効かない。薬だけで治療している方は知らない方が良いかもしれませんが、プラセボも三割効くと言われています。薬とプラセボの効果の差はわずかなんです。

この図（↓次頁）を見てみてください。

田中　現在最強の抗うつ薬、つまり副作用が少なく、最も効果が高いとされるトリンテリックス®とプラセボとの比較図です。この図からわかるのは、服薬二週間では差がなく、四週間でほんのわずか、個人差レベルだということです。六週間服用して統計学的にやっと

ボルチオキセチン（トリンテリックス）の効果発現までの期間

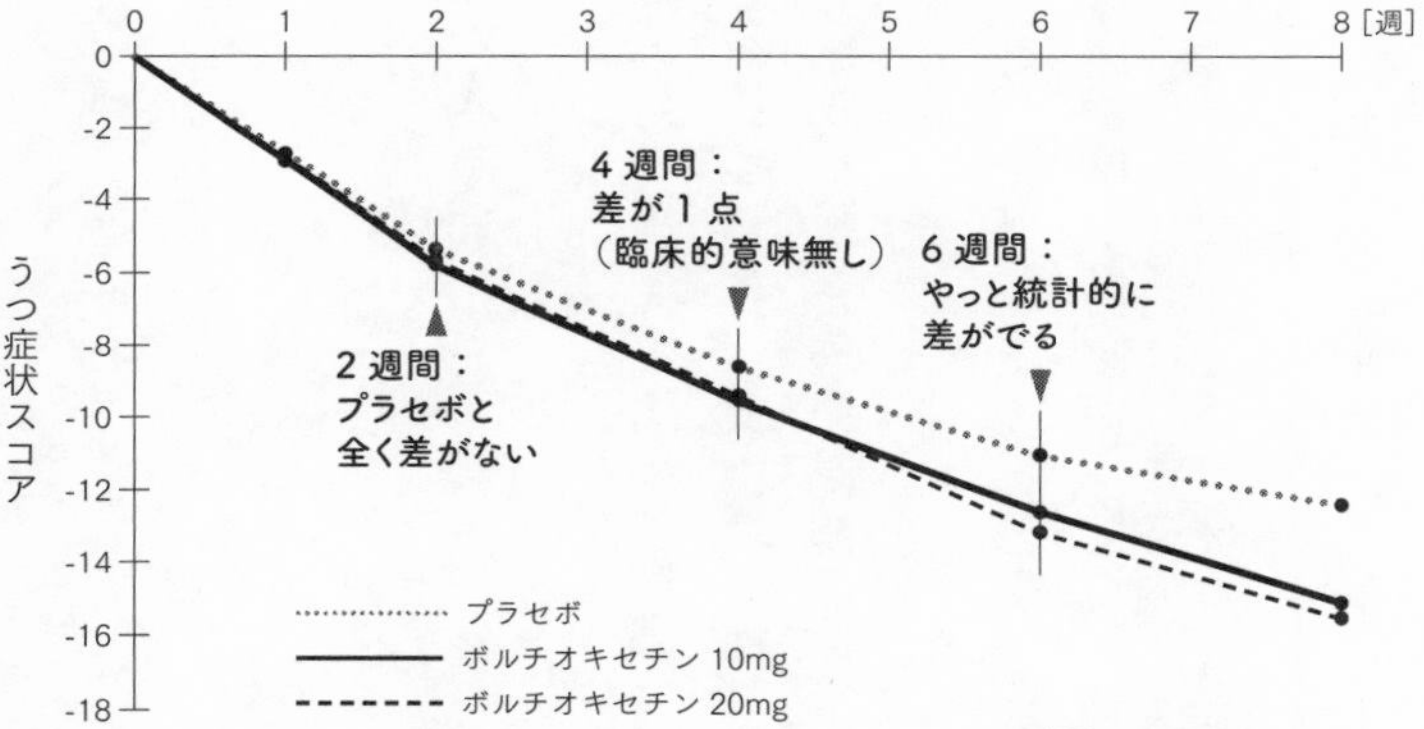

参照：Inoue et al.,2020

差が出て、プラセボに勝ちました。

新規の抗うつ薬は既に保険で認められた薬と比べます。プラセボと効果比較すると、時に負けることがあるからです。

浅見　じゃあエビデンスが出たはずの健康保険が下りた薬をのんでいても効かない人がいるのは不思議ではないのですね。

田中　そうなんです。僕はこれを獨協医大埼玉医療センターこころの診療科井原裕教授から教えて頂きました。そこで「薬の効果がない神経疾患としての【うつ病】」を「脳神経内科専門医」として治療を開始したのです。

☆抗うつ薬はプラセボとの差がないので投薬以外の治療を探す。

治療の大原則

浅見 薬が効かないうつ病を脳神経内科医として治療されるときの大原則は何ですか?

田中 まずは症状が起こる構造を理解すること。症状は、【原因】↓【病態】↓【症状】で起こります。だから治療の大原則は以下の三つです。

1 原因を治療するために適切な原因病名を付けること。

2 原因治療でも原因が除けないときは、症状を起こす病態を治すこと。

3 最終的には医療から卒業してもらうこと。

浅見 どれも患者側の期待としては正当で当たり前だと思うのですが。

田中　なぜかうつ病の治療はそうなっていませんでした。
先ほどの診断基準を見てください。
仕事がうまくいかないとか、家庭がうまくいかないとなれば、誰でもなりそうな状態ばかりですよね。

浅見　本当ですね。そして原因を問われないまま、診断基準に当てはまればうつ病と診断できるんですね。診断って、もっとお医者様の専門的な知識と経験が必要と思っていました。

田中　原因はなんであれ、症状でうつ病と判断ができる。そのうつ病という病名に対して抗うつ薬を処方する。そして三割しか効かない。治らない、再発する。
原因に遡及すれば、治療ができるはずなのに。

浅見　なるほど。たしかにそうですね。実におおざっぱ。「なぜうつになったか」は関係なく一様に抗うつ剤が出される。

田中　内科・外科などの身体科ではこういうやり方は考えられないんです。
症状があれば、その症状を生み出す病態があり、その病態を起こす原因があるはず。
再度これが重要です。【原因】→【病態】→【症状】、原因を取り除けば、治る。

☆症状があれば、原因があるはず。
☆その原因を治すのが医療。

原因のわかる診断名をつける

田中　精神科の「うつ病」という診断名は、発熱患者に「発熱病」と診断するようなものです。

うつ症状→うつ病
不安症状→不安症障害
パニック症状→パニック障害
眠れない→睡眠障害

すべて症状に基づく診断名です。

浅見　本当だ。

田中　身体科で、発熱患者が来ると、発熱の原因を探ります。感染症なのか、癌なのか、あるいはリューマチ性疾患なのか。そして感染症だとすると、細菌性かウイルス性か？　ウイルス性だとインフルエンザなのかCOVID－19、その他なのか。それを鑑別して原因病名を付けて適切な治療を行う。

浅見　「うつ病」という診断名は、原因を探らず、症状だけで診断できる。だから症状に対して薬で治療しても疑問が起こらない。

田中　だんだんわかってきましたね、浅見さん！　精神科の先生に悪気がないことも……(笑)。

精神科は二十世紀、統合失調症に対して、治療と社会的管理で大きな成功体験を持っています。病態は脳で起こっているが、統合失調症はその原因がわからなかった。原因が不明なので原因を問えない。ところが幻覚や妄想など特徴的な症状があるので、うつ病や不安障害などの他の精神疾患と症状だけで分けることができる。統合失調症の症状病名で、他の精神疾患から分けることができて、かつ社会福祉領域に隔離できるようになった。治療はこの特有の症状をなくす事に全力をかけてきた。

浅見　その統合失調症での成功体験を、うつ病や発達障害にも適応しているということなんですね。

田中　そうなんです、精神科の先生方は誠実にやっているのです。

☆原因がわからないので症状によって統合失調症を見分け、隔離してきた。
☆精神科医療はそういう成功体験を持っている。
☆それを発達障害領域に適用している。

うつ病という病名を使わない病名を創り出し、原因病名をつけて、原因を治療する

浅見　ベスリではうつ病をうつ病と診断しないで、どうやって診断しているのですか？

田中　私達は精神科で使われがちな症状への診断名をやめて、原因を診断名に組み込むことにしました。まず診断基準を満たすうつ病を、うつ病という診断をやめて、二次的に

適応障害

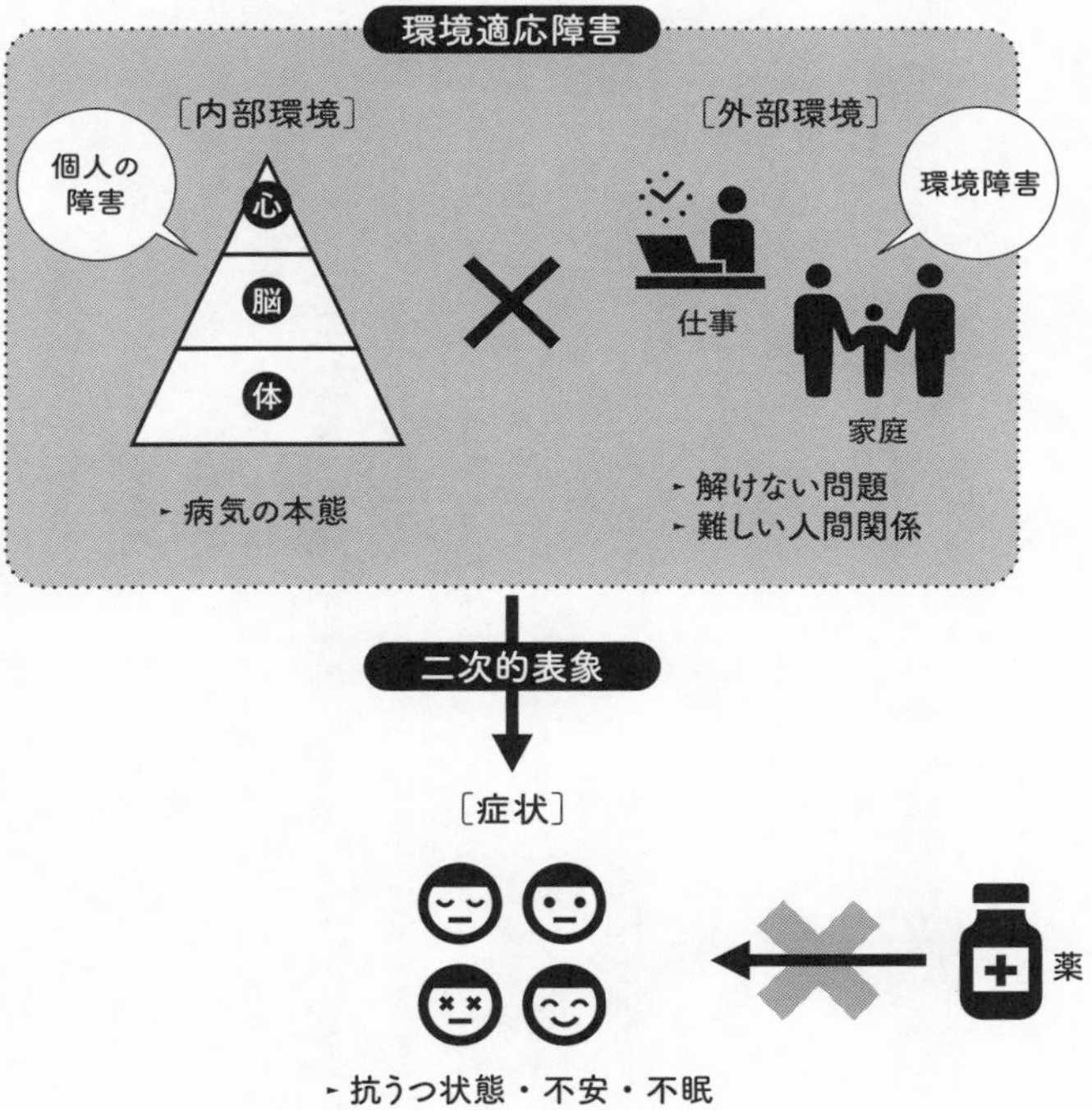
環境適応障害
［内部環境］
［外部環境］
個人の障害
心
脳
体
環境障害
仕事
家庭
病気の本態
解けない問題
難しい人間関係
二次的表象
［症状］
薬
抗うつ状態・不安・不眠

のです。

起こった「うつ状態」とするのです。そしてその「うつ状態」を起こす原因を追究する

浅見　なるほど、うつ病という病名をやめて、症状の集まったうつ状態とする。環境と内部要因の不適応状態なので「適応障害」とするんですね。

田中　そうなんです。うつ病という名前があるから、抗うつ薬が出てしまうんですね。いったんうつ病という病名を外して、原因不明の「適応障害性のうつ状態」として、その上で原因を探して原因治療を行うのです。

尚クリニックではうつ病と言う言葉は使わずに「うつ・適応障害」と呼んでいます。この図(↓次頁)にあるように原因を診断名に組み込み、適応障害を治療しています。

浅見　これだと「なぜうつ病(うつ状態)になったか」原因がわかりますね。原因を突き止めて、そして治療するのですね。

田中　まずどこの外部環境で不適応を起こし抑うつ状態になったのでしょう?

職場かもしれませんし、家庭かもしれません。職場が原因であれば「職場適応障害」として診断して原因治療する。家庭であれば「家庭適応障害」として原因治療する。

浅見　なるほど

田中　そしてその原因をさらに分析していきます。

適応障害　その原因領域と診断

MAC1：環境障害　環境が人間を傷害する

［職場適応障害］
▶ OMAC：Occupational Mal-Adjustment Condition

［家庭適応障害］
▶ FMAC：Family Mal-Adjustment Condition

MAC2：環境への適応障害

（真面目なうつ病）［過剰適応障害］
▶ EMAC：Excessive Mal-Adjustment Condition

（新型うつ病）［過少適応障害（発展途上適応障害）］
▶ DMAC：Developing Mal-Adjustment Condition

MAC3：個人の障害

［全般性適応障害］生活習慣、脳や性格、身体の障害
▶ GMAC：General Mal-Adjustment Condition

浅見　なるほど。この独自の診断基準は「病んでやってきた人々が何に悩んでいるか」を現場で積み重ねた成果ですね。

田中　治るまで原因と病態を追い求める、脳神経内科医の本能から追及してたどり着いた診断名ですね。

> ☆なぜ抑うつ状態になったのか、原因を追求し治療する。

浅見　治すためにこそ、原因を組み込んだ細かい診断名を使う。同じ抑うつ状態でも、職場に不適応なのか、家庭

に不適応なのかによって採るべき手段は違う。

田中　職場適応障害なら、診断書を職場に提出して職場環境の改善を促すことができます。家庭適応障害では、ＤＶや離婚などで、弁護士の介入が必要なこともあるでしょう。ベスリの治療法の一つに「弁護士処方」があります。国際的人権弁護士である響法律事務所の宮家俊治先生に、まずは低額で相談の乗って頂ける仕組みをお願いしています。

浅見　家庭適応障害の人は、基本的な法律を知らないために自分の権利を守れていないこともあるので、きちんと法律の専門家に入ってもらうことによって改善することはあるだろうと思います。

田中　弁護士処方は個人を守る極めて重要な治療法です。患者様にも喜んで頂いています。

浅見　それと同様、メンタル面での治療と並行して覚えることが大事な社会的スキルは確実にありますね。それは発達障害の人も同じだと思います。職場がつらいのなら、職場がどういう場所か、そこでは何を求められているかを知らなくてはならない。

田中　そうです。一言で職場に不適応な状態と言っても、過剰適応状態と適応が過少な状態があります。

過剰適応状態は昔ながらのうつ病です。仕事・役職が自分自身と考える真面目な人がなるうつ病です。この場合には診断書による休職が有効です。

浅見　では過少適応障害の方には？

田中　ベスリでは過少適応障害という病名は使わずに、これから成長改善する「発展途上型適応障害（DMAC：ディーマック）」と呼びます。DMACの人は、往々に原因は上司や会社が悪いと、だから自分が変わる必要はないと考えます。こんな方に休職の診断書を出すと、沖縄やハワイに行ったりします（笑）。

休ませるのでなく、ビジネスパーソンとして基本的素養を与えることが必要です。まずは「おはようございます」と言う挨拶から、当たり前すぎでびっくりするかもしれませんが、ゲームで夜更かしもしない、朝食を食べる、遅刻しないで出社するなど生活習慣から整える、ベスリではセロトニン道場有田秀穂先生指導による「セロトニンセラピー」という生活習慣改善プログラムから開始します。

☆うつになった原因によっては、弁護士の介入やビジネスパーソンとしての基本的素養が治療効果を持つ。

新たに病名を作っていいものなのか？

浅見　なるほどです。ところで、精神科の病名って、そんなに勝手に作っていいものなのですか？

田中　現在企業に出される診断書には、うつ病だけでなく、抑うつ状態、適応障害という病名を多く見るようになりました。日本の社会で使われる病名は、それぞれの目的、都合によって変わるのが一般的です。

本来精神科を含めて医学的病名はＤＳＭ－５やＩＣＤ－10などの世界標準病名を使います。二つはそれぞれ最新の治療研究目的、行政対応など統計的目的に使われおり、かつ最新の研究結果を反映させることでヴァージョンアップが頻回に実施されています。

頻回のヴァージョンアップに行政などの対応が追い付かない現状もあります。行政文章では、障害名は前のバージョン、提出書類には最新バージョンを使うことも多い。だから行政手続きの場面で病名の混乱も予想されます。

浅見　統計目的と、治療現場の目的にはタイミングのずれがあるのも理解できますね。

ところで、保険病名という言葉も第一章で教えていただきましたが。

田中　日本の診療でやっかいなのは保険病名です。薬は保険で認められた病名に対してのみ処方できます。患者様の治療に必要な薬を出したいとき、処方するために新たに保険病名が必要となることも多い。自分は発達障害なのに、処方された薬を調べると統合失調症の薬が出ていることで驚かれる方もいます。

浅見　精神科疾患の病名自体が不安定なんですね。

田中　私達は都合によって変わる病名を、原因病名に体系化しました。徹底的に治るための病名にしたのです。

第五章
発達障害の原因を突き止め、治療する！

環境調整してもうまくいかない人たちがいる

浅見　さて、先生がビジネスパーソンのメンタルヘルス場面で実践してきた「原因を突き止め、治療する」という手法は発達障害にも役立ちそうですね。

田中　そうなのです。それを実践したいと思っています。

浅見　ところで先生が提示した適応障害の中に、「全般性適応障害」という病名がありましたが、これなどは発達障害の人に関係してくるんでしょうか。

田中　全般性適応障害とは、どんなに環境調整しようが、うまくいかない人です。この中に「成人性の発達障害」の方々がいらっしゃるわけです。

対人関係がうまくいかない、目を合わせて会話が成立しない、会社の人からは「気持ちが緩んでいるので、カツを入れて欲しい」などと言われてしまう。神経過敏で、体調不良が起こりやすいので遅刻、突然の休みなど勤怠が不安定、そして表情は硬く、笑顔が引きつってしまう。誠実に仕事に当たっているのに、なぜかミスが多い。

浅見　先生はこれまで「発達障害」の病名や患者さんについてどう思っていらしたのですか？

田中　発達障害は小児の病気で、遺伝的要因で治らない病気。小児科や精神科が扱う病気だからビジネスパーソンを扱う私たちのクリニックに来ないし、来てもお断りする病態と考えていました。

浅見　それが現在の医療の現状なんですね。先生でさえ、発達障害は治らない、医療の世界では特殊な障害だと扱われてきたのですね。

田中　私達が最初に取り組んだ発達障害の患者様は、復職のためにベスリのビジネスリワークに参加して、社会復帰、再発防止に取り組んでいた方です。

　大学を卒業しているのに、再発防止策の作成、発表もうまくできない。リワーク期間が長くなっていく。心理士からは「発達障害だから仕方ない」と言われたケースです。「あぁ、これが成人性の発達障害か！　発達障害の方だから治すのは難しいんだね」と思っていた。でもそのうち考えるようになったのです。本当に仕方ないのかな？　と。

浅見　仕方なくないですよ。

　花風社は発達障害の本を二十年くらい出しています。そしてはっきり言えます。発達が遅れても、一時は診断がついても、本当に優秀な若者に育つ人はいるんです。それは花風社の読者の皆さんが証明できるんですよ。

★治そう発達障害どっとこむ！　https://naosouhattatushogai.com/

田中　そう、そこに現れたのが『人間脳を育てる』（花風社）なんです。花風社から出版された『人間脳を育てる』を読んで、早速著者灰谷孝先生にメイルをしました。なんと関西在住の灰谷先生が東京神田のクリニックに遊びに来てくださったのです。その時旅費を準備したのに、「仙台の会議で旅費が出ていますので結構です！」。このさわやかな対応に本物の方だと確信しました。

そしてそのとき灰谷先生から、発達障害は、原始反射の神経発達障害で、原始反射の段階的発達を再度遂げると症状が大幅に改善することを教わりました。発達障害が「神経発達障害」だと。神経がつくなら脳神経内科医である私の出番があると！（笑）

浅見　田中先生が発達障害と出会った、そして発達障害に取り組もうと思うきっかけが「花風社」だった。それは嬉しいですね。

田中　そうなんです、ありがとうございます。

花風社は神田橋條治先生の本も出されていますが、実は私が医学生で漢方を勉強していたとき、神田橋先生とは同じ先生（鹿児島大学丸山征朗名誉教授）に学んでいました。

当時から精神科では有名な先生だったそうですが、未熟な医学生だった私は、ちょっと変わった先生ぐらいしか認識がなかった。

浅見　神田橋先生は国の方針がどうのこうのより目の前にいる患者さんを治すことを優先され、そのために不思議な手法も使うけど慕われているという意味で変わった先生なのかもしれませんが、本物の精神科の先生です。

田中　その神田橋先生に、階層脳による脳制御などの研究を送ったことがあります。「これからも精進して研究を進めて」というお手紙を頂きました。

浅見　不思議なご縁ですね。医学生時代に漢方の勉強をご一緒して、まったく違った医師の人生を歩んだ後に、今神田橋先生と再遭遇されたのですね。

☆ドクター田中が「発達障害の治療に取り組もう」と思ったのは花風社の本がきっかけだった。

発達障害発症理論

田中　そして今では発達障害の発症理論をこのようにとらえています（↓次頁図）。

浅見　胎生期の感染症、生後の必要だったが愛着障害を呼ぶ医療的介入、家庭内の問題、

神経発達症　発症理論

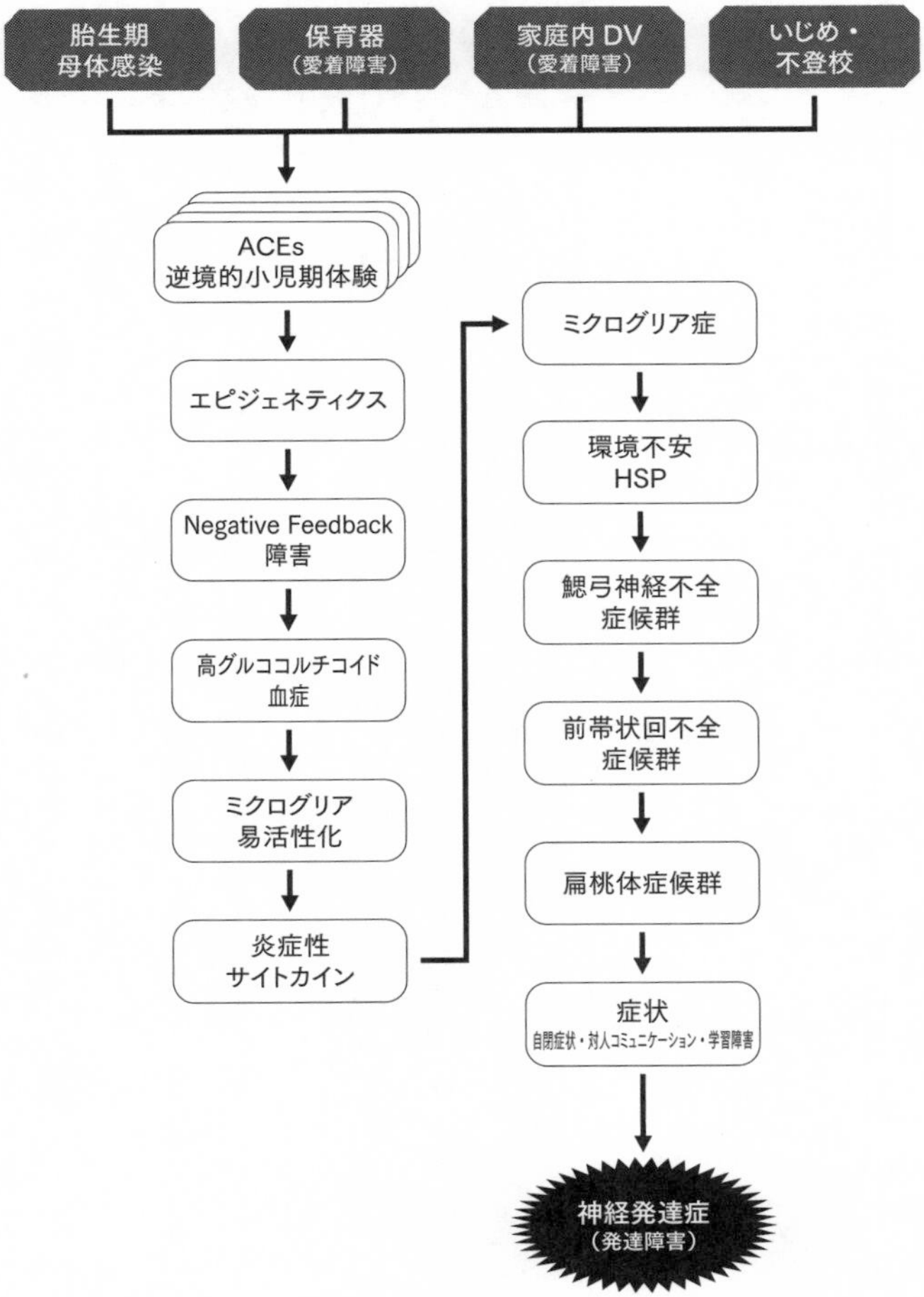
胎生期
母体感染
保育器
（愛着障害）
家庭内 DV
（愛着障害）
いじめ・
不登校
ACEs
逆境的小児期体験
エピジェネティクス
Negative Feedback
障害
高グルココルチコイド
血症
ミクログリア
易活性化
炎症性
サイトカイン
ミクログリア症
環境不安
HSP
鰓弓神経不全
症候群
前帯状回不全
症候群
扁桃体症候群
症状
自閉症状・対人コミュニケーション・学習障害
神経発達症
（発達障害）

そしていじめの問題などによりエピジェネティクスな遺伝子の発現異常が起こり、高ストレスが常態化し、それが神経発達に影響を与えている。それを一つ一つ治していくことによって発達障害治療になるということですね。

田中　その通りです。

☆発達障害の原因がわかってきたので、治療法が見えてきた。

治し方の順番を間違えてはダメ

浅見　うつ病治療を原因別の適応障害として治療効果を上げた経験を、発達障害の治療にどう活かそうと思われていますか？

田中　治療は順番を間違えちゃダメということですかね。まずはベスリの三角を見てください。体↓脳↓心、土台は身体です。だからまず身体から治さないといけない。

ところが脳や心も安定していないのに、いきなりスキルや勉強から入る人が多い。大人でも子どもでも、一秒でも早く治りたいと。

浅見　そうです。だから治らなくて途中で諦めてしまう。どんなことに注意して治すのですか？

田中　ベスリの三角は縦の順番です。土台から育てる順番。もう一つ回復の状態に従って治療を変えて行く横の順番があります。私達はステージアプローチと呼んでいます。

浅見　ステージアプローチ？

適応障害のステージアプローチが効果を上げている

田中　心臓や脳血管障害では、発症するとＩＣＵ（集中治療室）で命の確保をします。その後一般病棟でリハビリテーションを開始し、社会復帰のための生活リハビリテーション、無事退院して会社に復帰するために出社訓練など行います。このように急性期、回復期、社会回復期、社会復帰期と回復ステージごとに治療目標が変わっていくのです。

浅見　治療が進むごとに治療目標が変われば、治療内容も変わる、当然ですね。

ステージアプローチ

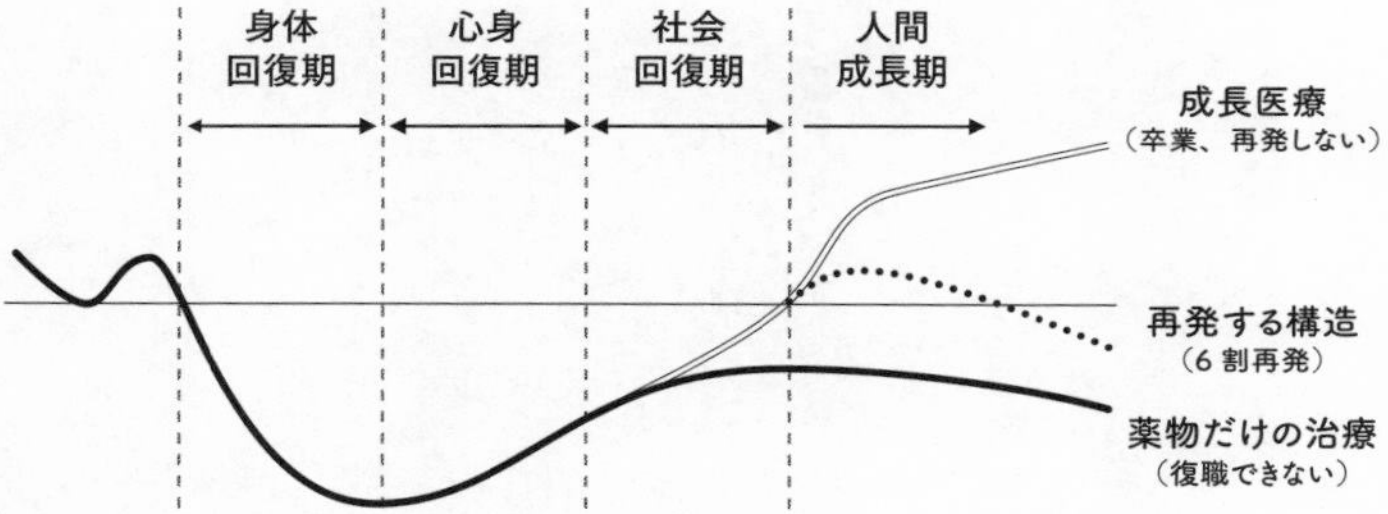

田中　これをうつ病の治療にも使っているだけなんです。

POINT

卒業医療へ

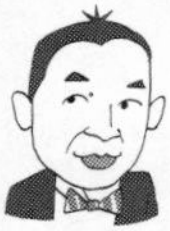

多くの人は、心身が最悪の状態で来院します（急性期）。そこでそれ以上悪くならない状態（低いレベルでの安定期）から回復期へと向かいます。しかし、元の状態（あるいは回復の兆しが見えた状態）で治療をやめてしまうと再発率は高くなります。そのため、元の状態よりも思考・行動を高める成長医療を行います。そして医療を卒業する卒業医療につなげます。

浅見　一般的な薬によるうつ病治療とステージアプローチはどんな違いがあるのですか？

田中　うつ病の休職期間は平均七か月と言われています。メンタルクリニックを受診すると診断書が発行され、休職が開始します。その時に抗うつ薬が処方されて会社のことは考えずに休養しておくように指示を受けます。その後二週間毎に通院して、効果がないので抗うつ薬が追加され、眠れないと睡眠薬、不安が強いと抗不安薬が増えて行きます。三、四か月経つとそろそろ会社に戻ろうと思うが、ずっと避けていた会社のことを思うと動悸や不安が強くなります。

家族や同僚も心配しているが、下手に励ますと自殺してしまうのではないかと腫物を触れるような扱いを受けます。その結果孤独に自宅、自室にこもりがちになる。

浅見　そうそう、どうやって接していいか、皆さん迷われますね。

田中　このあたりなると多剤併用の影響もあり、前傾姿勢で、表情筋の動きが悪く、眼球の動きもゆっくり、ちょっとした刺激に驚く、典型的な薬物服用うつ病患者の完成です。

浅見　休職して、原因である仕事から離れているのに、なぜ症状が続くのですか？

田中　外的要因は外れても、強い記憶、トラウマがあるからです。生活が整って身体と脳が回復しても、トラウマなどの記憶が強い時は、過去の記憶の治療を優先します。

浅見　各ステージごとに、どんな治療をするのでしょうか？

田中　このステージモデルの図を見ながら、身体回復期、心身回復期、社会回復期、そして人間成長期について理解して頂きます。そして回復したら復職か転職か？　復職であれば、同じ部署か、別の部署への配置転換を仮説的に決定します。これが休職全体の治療目標となります。

それに向かって、常に次のステージを意識して治療に参加して頂きます。中にはこちらの予想より早期に回復していく方が居て、慌てることもあります（笑）。

浅見　ステージアプローチだと全体でどのくらいの期間が掛かりますか？

田中　本人の社会復帰の意思が強ければ、平均約一か月半程度で復職していきます。薬を服用して数か月寝ている期間がないので。

浅見　回復が速いですね。

田中　その人のステージを確認して、体・脳・心にその時必要な治療をしていきます。

身体回復期・心身回復期・社会回復期・人間成長期の四つのステージと、体・脳・心のベスリの三角で、４×３のマトリックスができますね。

それぞれのボックスを治療ボックスと呼び、そこに必要な治療法を組み込んでおくのです。

治療ボックス

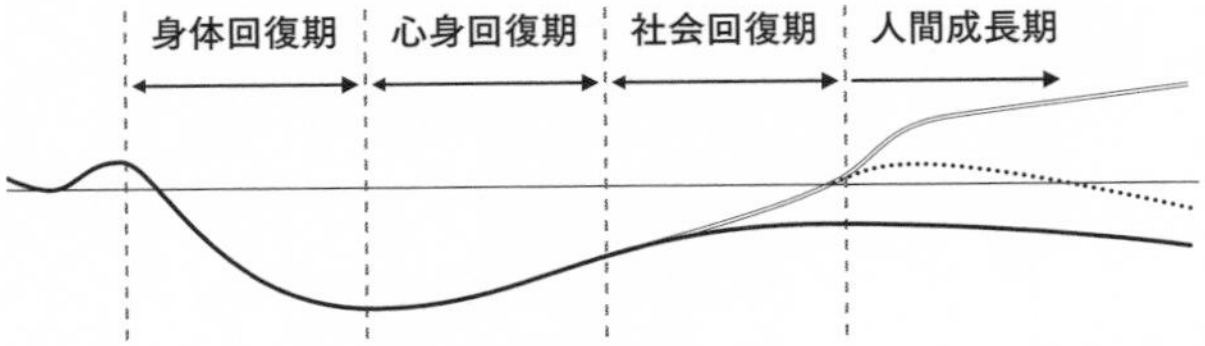

<table>
<tr><th></th><th></th><th>身体回復期</th><th>心身回復期</th><th>社会回復期</th><th>人間成長期</th><th>復職</th></tr>
<tr><td rowspan="2">心</td><td>心理療法</td><td rowspan="2">こころ外来
Fustu ラボ</td><td>EFT：
Emotional
Freedom
Techniques</td><td>対人関係
療法</td><td>問題解決
療法</td><td rowspan="6">ビジネス
リワーク

転職紹介</td></tr>
<tr><td>トレーニング</td><td>バッチ
フラワー＋
NLP</td><td>ビジネス
トレーニング
I</td><td>ビジネス
トレーニング
II</td></tr>
<tr><td rowspan="2">脳</td><td>TMS／マインドフルネス</td><td>TMS
急性期
（集中）</td><td>TMS 回復期
（減数）</td><td>マインド
フルネス
トレーニング</td><td>マインド
フルネス
自己修練</td></tr>
<tr><td>薬物療法</td><td>抗うつ薬、
睡眠薬、
抗不安薬</td><td>減薬開始</td><td>減量維持</td><td>中止</td></tr>
<tr><td rowspan="2">体</td><td>生活習慣改善プログラム</td><td>セロトニン
セラピー</td><td>睡眠外来
（睡眠の質
向上習慣）</td><td>睡眠外来
（減薬プログラム）</td><td>マインド
フルネス
瞑想</td></tr>
<tr><td>身体へ漢方鍼灸治療</td><td colspan="2">下痢、便秘、寒熱を治す
心身の衰弱を鍼灸の
補法で補う</td><td colspan="2">体質改善・維持</td></tr>
</table>

患者様は自分の状態を確認しながら、スタッフと相談して治療を選ぶことが出来ます。

神田ベスリの院長である田中遥医師は、患者様が十分な情報を得て、患者様自ら治療を選択できる医療「インフォームド・チョイス」を提唱しています。

☆ステージには身体回復期・心身回復期・社会回復期・人間成長期の四つのステージがある。
☆治療対象には身体・脳・心がある。
☆マトリックスに従って、医師と患者で相談しながら、治療方法を発展させていく。

医療から卒業させるための治療を行う

田中　つまり、患者様をいつまでもつなぎとめるのではなく、卒業医療を大事にしています。
そのために成長医療を行っています。

浅見　成長医療とは？

田中　休職前の元の状態に戻ったからといって、あるいは回復の兆しが見えた段階で治療をやめて復職してしまうと再発率はかなり高くなってしまいます。元の状態で倒れたのだから、同じ環境に戻ったら再度倒れるのは当然です。そのため、元の状態よりも思考・行動を高めるためのトレーニング研修を実施します。これを「成長医療」と呼びます。そしてこの状態になって卒業することを「卒業医療」としています。二度と医療機関に通院しなくも良いようにすることです。

☆目指すのは「成長医療」。
☆病んだ前より強くして社会に返す。
☆そうすると医療を卒業できる。

医療は病気を正常に戻すのが目的なので、成長医療という視点はありませんでした。そこで成長医療をトータルに実施するために、介護保険による「ビジネスリワーク」を大手町に開設しました。

★ベスリ就労センター　https://besli.co.jp/

発達障害治療もステージアプローチで

浅見　これはビジネスパーソンのうつ状態、職場適応障害の方の治療ボックスですね。発達障害の治療ボックスは創れますか？

田中　如何なる病気、病態も治療ボックスは創れます。内科、外科では、クリニカルパスというものがあります。患者様へ治療プロセスを説明し、院内の医療職の治療の標準化を進めるものです。治療ボックスは身体科のクリニカルパスの外来精神科版なのです。

そして解剖学的に見れば、メンタル不調の人と発達障害の人の治療法はかなり共通のものがあります。我々がビジネスマンのメンタルヘルスで成功した手法がかなり使えます。なぜなら症状の原因と病態は共通しているからです。これを図にまとめるとこうなります（↓次頁）。

メンタル・発達障害：基盤、原因、病態、症状とその治療

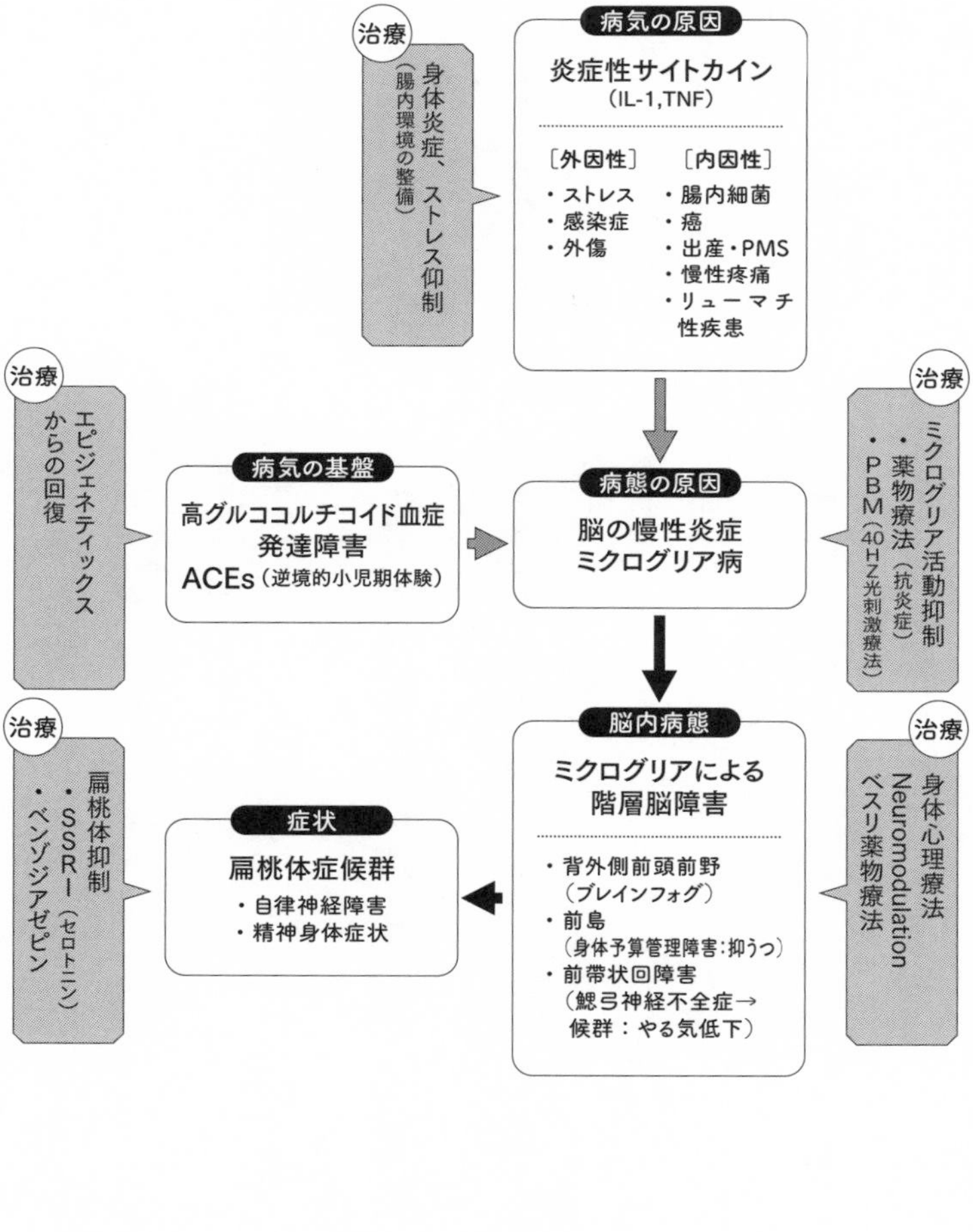

病気の原因
炎症性サイトカイン
(IL-1,TNF)
〔外因性〕
・ストレス
・感染症
・外傷
〔内因性〕
・腸内細菌
・癌
・出産・PMS
・慢性疼痛
・リューマチ性疾患
治療
身体炎症、ストレス抑制
(腸内環境の整備)
病気の基盤
高グルココルチコイド血症
発達障害
ACEs(逆境的小児期体験)
治療
エピジェネティックスからの回復
病態の原因
脳の慢性炎症
ミクログリア病
治療
ミクログリア活動抑制
・薬物療法(抗炎症)
・PBM(40HZ光刺激療法)
脳内病態
ミクログリアによる階層脳障害
・背外側前頭前野
(ブレインフォグ)
・前島
(身体予算管理障害:抑うつ)
・前帯状回障害
(鰓弓神経不全症→候群:やる気低下)
治療
身体心理療法
Neuromodulation
ベスリ薬物療法
症状
扁桃体症候群
・自律神経障害
・精神身体症状
治療
扁桃体抑制
・SSRI(セロトニン)
・ベンゾジアゼピン

浅見　なるほど。先ほどコロナ後遺症治療と発達障害治療の共通点があるときいてびっくりしましたが、メンタルヘルスが神経発達に影響しているのだから、

・身体不調を治す。
・ストレス対応をする。
・トラウマ治療をする。
・脳の炎症を抑える。
・進化脳の仕組みを踏まえて扁桃体の過活動を抑える。
・進化脳の仕組みを踏まえて人の脳を活性化させる。

という手順がそのまま発達障害治療になりますね。

田中　そしてこれが新しい発達障害治療ボックスです。
発達障害には、まず診断が必要です。そこで診断期と治療期を分けました。そして診断後、ステージアプローチに則って治療していきます。

発達障害治療ボックス

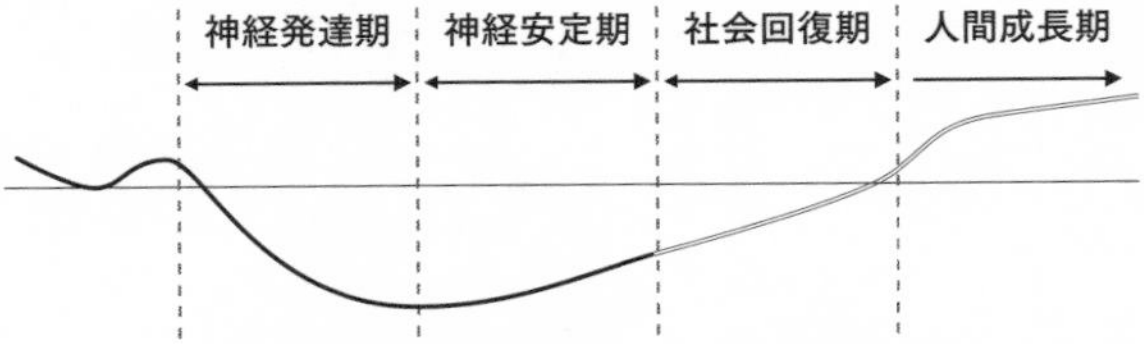

- 安全安心の環境
- 原始反射の回復
- 社会的交流の回復
- 社会神経(鰓弓神経)
- 就学・社会回復
- 脳と心の安定
- 知識、思考力
- 就業・自己実現

	診断期		治療・成長期 神経発達期	神経安定期	社会回復期	人間成長期
心	生活・生育歴の聴取	心理療法	安全・安心の確保	家族／学校／社会との交流の回復	社会的支援 教育支援・就労支援 など	キャリアカウンセリング
		トレーニング	生育期多発性トラウマ治療（SE、BSP）			
脳	心理検査	脳細胞・脳機能の安定	TMS（磁気治療） VNS（迷走神経刺激） PBM（光刺激療法）		発達障害ビジネストレーニング	脳機能アップ Neurofeedback Neuromodulation
	脳波（QEEG）による脳機能検査	薬物療法	ADHD（集中力障害）ストラテラ／インチュニブ／精神安定薬など			
体		神経発達を促す	灰谷流 原始反射統合（魚類脳）	療育整体・鰓弓神経訓練（爬虫類脳）	マインドフルネス 社会脳安定（哺乳類脳）	問題解決療法
	神経発達度の評価	身体・脳炎症抑制	睡眠外来、鍼灸、自律神経調整外来、腸内炎症抑制（乳酸菌、オリゴ糖） 身体炎症抑制による脳内ミクログリアの安定			

QEEG: Quantitative Electric Encephalo Graphy
SE: Somatic Experiences
BSP: Brain Spotting

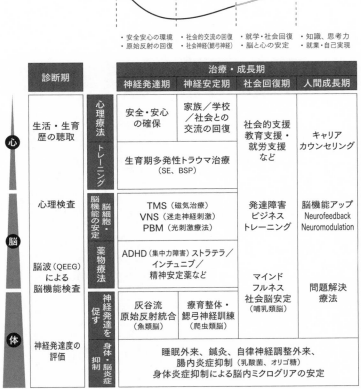

浅見　診断は発達障害の医療で行われる標準的なものに脳機能診断を付け加えていますね。

そして必要な支援を受けるための診断書の発行を可能にする。

それから、身体・脳・心を治していくために

・心理療法
・脳細胞・脳機能の安定
・薬物療法
・脳・身体炎症抑制

を行っていく。
原始反射の統合により魚類脳を調整し、療育整体等により鰓弓神経の活性化を図る。
そして治療の進行に従い
神経発達期→神経安定期→社会回復期→人間成長期

のそれぞれの時期に応じて治療法を変えていく。
社会的訓練も行う。
これが先生の目指している発達障害治療法ですね。

☆身体を健康にし、炎症を抑え、魚類脳を調整し鰓弓神経を活性化させる。
☆そして社会的訓練を行う。
☆それが著者の目指す発達障害治療。

人間と社会

田中　人はおぎゃあと生まれて本能行動をとります。それが原始反射です。
浅見　なるほど。
田中　そして言葉を知ります。名前を呼ばれて、自分を知ります。そして世界と自分が分離していきます。

おっぱいを吸って、今度は吸った息を吐きだして、言葉が生まれます。

それが学校生活につながり、社会生活につながるのです。

ところが外の世界でうまくいかなくなると、社会が崩れます

心身、身体がおかしくなります。

これがうつ状態です。

その時に社会を治そうとしてもダメに決まっているでしょ。

浅見　たしかに。

田中　下から治さないと。

下から治すため、薬や鍼灸を使って睡眠障害を治す。そして成長につれて治療を変えていき、最後にビジネススキルを教え、スーパー社会人にして社会に返す。

これを発達障害の人にも適用したいのです。

浅見　それを発達障害の人にも適用できるとお考えなのですね。

田中　そういうことです。

☆身体・脳・心の治療をステージごとに行い、最後にはスーパー社会人にして社会に戻す。
☆この治療を発達障害の人たちに対しても行いたい。

成長するためには、誤差の修正（失敗）も大事

浅見　発達障害の人が成長していくためには、どんな手法が使えますか？
田中　自由エネルギー原理はかなり役に立ちます。
浅見　それは何ですか？
田中　全ての脳神経は二つの機能しかないという理論です。一つは「脳神経は予測して、予測誤差を修正する」、二つ目は「脳神経は誤差が最小になるように機能する」。その結果脳は感覚機能、運動機能、そして思考や感情を生み出してきたのです。
浅見　そうなんですね。

田中　だからまず未来の予測を思い描いてもらうのは大事です。どうなりたいか目標を持つ。でもそれがかなわなかったら、脳の中の世界を修正する。そうやって人の脳は成長していきます。だから予測が外れたら「しめた！」と思うんですよ。

浅見　そうなのですか？

田中「予測する ↓ 外れる ↓ 誤差を修正する」。予測が外れた時に意識が出現します。予測が外れないときは、意識なく脳神経も変化しない。この動きの中で脳は成長するのですね。

浅見　従来の発達障害支援では「失敗させないこと」に重きが置かれていたので、これも斬新な考え方です。発達障害医療に革命が起きますね。

☆予測との誤差（失敗体験）**が脳の成長には大事である。**

「原因を問い、治す」発達医療を構築していく

浅見　おそらくそうした「病んだ前より成長する」を実践してきた発達障害の当事者はこれまでもいらっしゃったのです。

ただむしろ、「やっても無駄だ」という情報を医療は送る側でもあったと思います。たとえ、先生がおっしゃるように優しさのゆえだったとはいえ。

悪気はなかったにせよ「一生治らない」という決着を多くの人に事実だと信じ込ませたのは確かです。

うつ病への現代精神医療の方法と、神経発達障害の治療はそっくりですね。

1　症状を集めて、発達障害という診断名を付ける。

2　なぜ発達障害が起こるか問わないし、究明しない（脳の発達、脳の仕組みがこれまでわかっていなかった）。原因が不明なので、治せない。本人、家族には治らないと断言してしまう。

3　治療は、症状への薬物療法がメイン……生活改善療法や、療育整体などの身体から

治療法は、保険医療にはない。

4　発達障害という診断名を使う以上、障害は固定しているので、社会的福祉的支援に繋げる（診断書発行）。

5　一旦薬の治療が始まったら、薬以外の治療がないので、一生薬を投与する。卒業という考えなし。

田中　「発達障害」という診断名を使うとは症状が固定的に思えますね。でも「神経発達症」なら治る感じがするでしょう。

浅見　そうなんですよね。

田中　今回の浅見さんとの対話の結果、そういう「診断・治療センター」を作りたいと願うようになりました。「こころの解剖学」に基づいた発達障害治療が可能だと考えています。そして実現に向けてまずは神田ベスリから小さく開始します。

浅見　素晴らしい。

・進化脳の理論を応用し、神経発達症をこころの解剖学的にみる。
・徹底的に身体を治して、脳を安定させて、心を成長の準備状態にする。

そして最後は

・社会でやっていくためのスキル

まで教えられる総合的な診断・治療センターを構想していらっしゃるのですね。

田中　発達障害医療の多くが、診断と投薬に終わっている現状の中で、「治すための診断」、「医療を卒業するための医療」を実践したいと思っています。

☆治すための「診断・治療センター」を作る。
☆標準的な診断をし、そこからさらなる治療・成長医療につなげる。

第六章

治らないという考え方はついに治るのか？

「治らないという考え方は治りませんか？」

浅見　先ほど神田橋先生のお話が出ましたが、私たちが二〇一〇年に神田橋先生からおききした言葉が「治らないという考え方は治りませんか？」です。

「発達障害は生まれつきの脳機能障害であり一生治らない」という言葉は絶望や、そして時には甘えをもたらします。

私は「治ればいいな」と思って、少しでもよさそうな方法があると本にしてきました。そしてそれを喜んで下さる人がたくさんいました。一生障害児者として生きていくはずだったのに、そうでなくなって、人生の選択肢を増やした人がたくさんいます。

だから「一生治らない」のではないのだと思ってきました。

コロナ禍での一連の行政と医療の動きを見て、疾病に関しての事実と政治的な決着には差があることがある、とわかりました。

「発達障害は、生まれつきの脳機能障害で一生治らない」も一時的な決着であり、それこそ否定されるかもしれない仮説であったのだ、それよりは私たちが二十年の歳月をかけてみてきた「治る人もいる」の方が正しいのであろうと理解するようになりました。

「治らないという考え方は治りませんか？」から十三年経って、エピジェネティクスという現象を初めて花風社は取り上げることになりました。

先ほど先生は、エピジェネティクスによる遺伝子発現の異常は治せるとおっしゃいました。

田中　エピジェネティクスは逆転するという論文も出ているんですよ。

浅見　何によって逆転するのですか？

田中　エピジェネティクスは広い概念で、生活、環境因子だけでなく、カウンセリングや薬物療法の持続効果も基本的にはエピジェネティック効果と言えます。南国の人が北国に住んで環境に適応する状態、これもアロスターシス（適応恒常性）と呼び、生体反応としてはエピジェネティック効果で特別な事ではありません。

たとえばエピジェネティック修飾の逆転について、Nature Reviews Neuroscience に二〇〇六年一月一日発表された論文の骨子をまとめてみました。

ラットの仔の成長期における母親の行動が、永続的なエピジェネティック修飾を引き起こし、成長後の仔のストレスレベルに大きな影響を与える。遺伝子発現は成長期に変異する可能性があるため、成長後にも遺伝子発現が変化し、エピジェネティック修飾が逆転することがあると考えられています。

ストレス応答は視床下部－下垂体－副腎軸（HPA軸）の制御に関連しており、神経刺激があるとHPA軸が活性化します。しかし、グルココルチコイドのフィードバックがあると、ストレス応答が低下します。母親から高いレベルの世話を受けたラットは、成体期における視床下部のCRF濃度が低く、ストレスに対するHPA応答が低くなる、つまりストレスに対して強くなることがわかります。母親の行動による影響はエピジェネティックなメカニズムに関連しており、特にグルココルチコイド受容体プロモーターのメチル化状態の変化が重要であることが示唆されます。母親からの世話のレベルに応じてプロモーターのメチル化が変化し、成長期におけるグルココルチコイド受容体の発現に影響を与えることを示唆しています。

またメチオニンの摂取がDNAメチル化に重要であることが強調され、神経疾患とDNAメチル化の異常の関連性にも触れられています。

成長段階と成体期のエピジェネティック修飾が食事によるメチル化に影響を受ける可能性があることを示唆し、神経系の疾患治療の新たな展望を開く可能性があることを示唆しています。

田中　エピジェネティクスによる遺伝子の発現異常は、成長時の養育者の支援、メチオニンなどの食事により元に戻せるという趣旨です。薬物や心理療法にもその効果があるのです。身体アプローチももちろんですね。

浅見　そうだったのですね。

田中　原因を突き止めれば、治療には効果があるのです。僕は発達障害の分野で、症状を治すだけにとどまらず、原因を突き止め根本的に治す治療をしたいのです。

☆神経発達症は遺伝子の異常でなく、後天的な遺伝子の発現異常である可能性が高い。
☆原因を突き止め根本的に治す治療、そして家族や社会の支援で成長開発の可能性がある。

なぜ「発達障害は生まれつきである」とされてきたのか？

浅見　エピジェネティクスにより発達障害になり、でもそれを各種治療法、養生で取り戻せる可能性が見えてきた。

なんでこれまで発達障害は、「生まれつきの障害で一生治らない」ことになっていたんでしょう。

田中　当時の病因選択肢としては、遺伝子説と環境しかなかったんですよ。医療の世界ではね。環境が同じでも起こるし、両親、家族の創り出す手厚い環境でも起こる。

浅見　たしかにそうですね。どう考えても環境要因だけではない。

田中　後天性だと説明すると育てた親が悪いことになる可能性があります。でも実際は、ご両親は一生懸命育てていても発達障害の子はいる。

たしかに環境要因以外の要素はあると感じる。

ところが実は遺伝子の異常ではなく遺伝子の発現の異常、エピジェネティクスだったんですね。

それでもすべて先天的だと決めつけたのは、精神科の先生たちの優しさのせいかもしれないし。

医療＋民間の知恵で、発達障害治療に新しい時代を築こう

浅見　そうなんですよ。先天的で一生治らない、という決めつけで、救われた人もいた。けど、でもなんらかの介入をすれば治る、と信じて救われた人もいたんです。先生は原因を探る医療を大事にされているけれど、一般の親御さんで原因を探り当てて治した人もいるんです。

それは花風社の読者の人たちが証明している。

田中　これまで発達障害治療に関しては、かえって医療が不在でした。浅見さんたちが広めてきたような民間の知恵で助かった人もいた。そして今、脳神経内科医として、その正しさを医療側から証明できる時代が来たと思います。

発達障害治療に、新しい時代を築きたいですね。

ドクター田中のお話を理解するために一生懸命読んだ本リスト

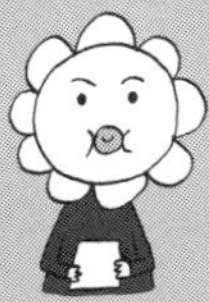

浅見淳子

〔三木成夫の本〕

『生命とリズム』（2013年）

『内臓とこころ』（2013年）

※ いずれも河出文庫

〔ポリヴェーガル理論の本〕

『ポリヴェーガル理論入門 —— 心身に変革をおこす「安全」と「絆」』（ステファン・W・ポージェス＝著、花丘ちぐさ＝訳、2018年）

『からだのためのポリヴェーガル理論 —— 迷走神経から不安・うつ・トラウマ・自閉症を癒すセルフ・エクササイズ』（スタンレー・ローゼンバーグ＝著、花丘ちぐさ＝訳、2021年）

『発達障害からニューロダイバーシティーへ —— ポリヴェーガル理論で解き明かす子どもの心と行動』（モナ・デラフーク＝著、花丘ちぐさ＝訳、2022年）

※ いずれも春秋社

〔その他の本〕

『発達障害の原因と発症メカニズム —— 脳神経科学の視点から』（黒田洋一郎 他＝著、河出書房新社、2014年）

『身体はトラウマを記憶する —— 脳・心・体のつながりと回復のための手法』（ベッセル・ヴァン・デア・コーク＝著、柴田裕之＝訳、紀伊國屋書店、2016年）

『「心の病」の脳科学 —— なぜ生じるのか、どうすれば治るのか』（林［高木］朗子＋加藤忠史＝編、講談社、2023年）

〔花風社の本〕

『人間脳を育てる —— 動きの発達&原始反射の成長』（灰谷孝＝著、2016年）

『療育整体 —— 勝手に発達する身体を育てよう!』（松島眞一＝著、2023年）

『発達障害は治りますか?』（神田橋條治 他=著、2010年）

田中伸明（たなか・のぶあき）

鹿児島大学医学部卒業。脳神経内科専門医。

若き日より難病対応の志を抱き、学生時代、研修医時代、国内・国外で東洋医学を学ぶ。神経内科専門医取得後、諏訪中央病院の医局長として地域医療に従事、その業績により厚生労働省で21世紀医療システム創りに参加する。その後マッキンゼー日本支社・インターンとしてマネジメント、経営学を学ぶ。40歳で心身に不調を感じ、人生の方向性を大きく変え、会津大学理工学部、日本大学工学部、京都産業大学経営学部の教授として医学に加え科学、哲学、経営学を研究する。その成果を社会に還元するために、ビジネスパーソンのためのベスリクリニック・グループを創設する。ビジネスパーソンのうつ・適応障害に対して、ベスリメソッドを開発し、治療効果を上げている。そのベスリメソッドを「治らない」とされている発達障害へ適応し、新しい診断・治療、社会システムを創りたいと考えている。

著書に『田中教授の最終講義』（産学社）、『マッキンゼー×最新脳科学　究極の集中術』（アチーブメント出版）、『自分のやる気が上がるのは、どっち?』（クロスメディア・パブリシング）などがある。

■ ベスリ会

ベスリクリニック（神田）	http://besli.jp
東京TMSクリニック（恵比寿）	https://tms-clinic.jp
ベスリTMS 横浜醫院（桜木町）	https://yokohama-tms-clinic.jp

聞き手：
浅見淳子（あさみ・じゅんこ）

編集者。

慶應義塾大学文学部卒業後、出版社・著作権代理店勤務を経て（株）花風社を創立。2000年代初頭から発達障害の分野の本を手掛けるようになる。『自閉っ子、こういう風にできてます!』（2004年、ニキ・リンコ＋藤家寛子＝著）、『発達障害は治りますか?』（2010年、神田橋條治 他＝著）、『人間脳を育てる』（2016年、灰谷孝＝著）、『療育整体』（2023年、松島眞一＝著）など、発達障害の分野で改革を起こすエポックメーキングな著作をプロデュースしてきた。

著書に『発達障害、治るが勝ち!』、『NEURO 神経発達障害という突破口』（いずれも花風社）等がある。

発達《はったつ》障《しょう》害《がい》治《ち》療《りょう》革《かく》命《めい》!
脳《のう》神《しん》経《けい》内《ない》科《か》医《い》からの提《てい》言《げん》

2023年12月15日　第一刷発行

著者　田中伸明

イラスト　小暮満寿雄
デザイン　土屋 光
発行人　浅見淳子
発行所　株式会社花風社
〒151-0053 東京都渋谷区代々木2-18-5-4F
Tel：03-5352-0250　Fax：03-5352-0251
Email：mail@kafusha.com　URL：https://kafusha.com
印刷・製本　中央精版印刷株式会社

ISBN978-4-909100-20-7